外国人患者の希望の星になろう！

メディエイゴ
BOOKS

野田小枝子●著

廣岡裕江・中川明美（看護師）●ストーリー構成
スコット・レイノルズ●協力

ナースのための
病院英会話

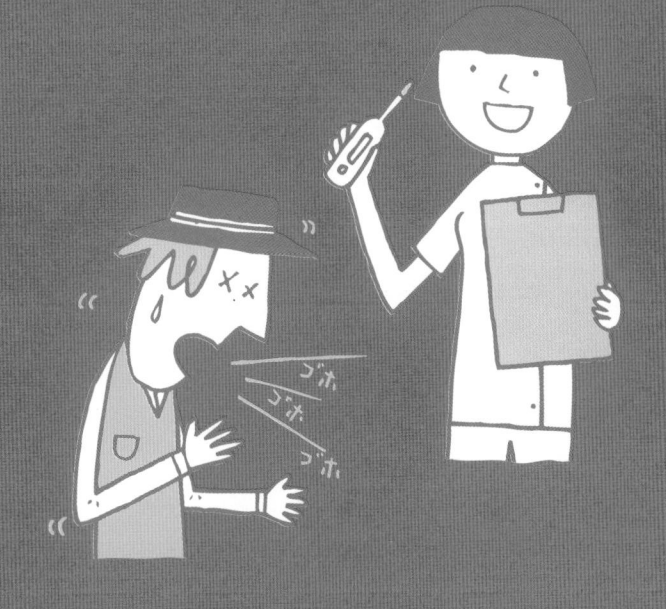

シナジー

● 著者

野田小枝子
津田塾大学大学院文学研究科 教授（英語教育研究コース）
東京女子医科大学医学部 非常勤講師（英語教室）
1975年，津田塾大学卒業。1981年，インディアナ大学大学院卒業。2005年，シカゴ大学大学院より言語学博士号取得。聖路加看護大学英語講師，津田塾大学非常勤講師を経て，2005年4月〜2010年3月東京女子医科大学医学部准教授，2010年4月より現職。著書に『メディエイゴBOOKS 診療英会話 耳から覚える病院ぐりっしゅ！』（シナジー），共著書に『学習者中心の英語読解指導』（大修館書店）。その他，中学・高校の英語教科書や英和辞典などでも執筆者に名を連ねる。英語教育，言語文化に関する英語論文も多い。

● ストーリー構成

廣岡裕江
大阪大学医学部附属病院臨床検査部 看護師

中川明美
大道クリニック透析室 看護師

● 協力

スコット・レイノルズ　Scott Reynolds
米国イリノイ州生まれ。1982年，インディアナ大学比較文学部（日本文学専攻）卒業。同年来日。英会話学校，私立高校英語講師，英文翻訳会社勤務などを経て1988年にフリーランサーとして独立，技術翻訳およびコピーライティングなどの仕事を中心に活動。The Man'yo-shu: A Complete English Translation in 5-7 Rhythm（須賀照雄著，中教出版）他，数多くの言語学・英語教育関係の英文校閲に携わっている。

メディエイゴBOOKS

ナースのための病院英会話
外国人患者の希望の星になろう！

2013年3月4日　第1版第1刷発行
2019年2月24日　第1版第4刷発行

著者	野田小枝子
ストーリー構成	廣岡裕江・中川明美
協力	スコット・レイノルズ
発行者	林　克至
発行所	株式会社シナジー
	〒150-6018
	東京都渋谷区恵比寿4-20-3　恵比寿ガーデンプレイスタワー18F
	TEL：03-5447-5577（代表）
	URL：http://www.syg.co.jp/
ブックデザイン	持田直子
イラスト	山村真世（表紙・本文）・小林幸江（本文）
印刷・製本	株式会社シナノ

ISBN 978-4-916166-52-4
©Saeko Noda / Synergy 2013
Printed in Japan.　乱丁・落丁本はお取り替えいたします。

・本書および付属CDの複製権・翻訳権・上映権・譲渡権・公衆送信権（送信可能化権を含む）は株式会社シナジーが保有します。

・JCOPY〈(社)出版者著作権管理機構 委託出版物〉
本書および付属CDの無断複写・複製は著作権法上での例外を除き禁じられています。複写される場合は，そのつど事前に，(社)出版者著作権管理機構（電話 03-3513-6969，FAX 03-3513-6979，e-mail：info@jcopy.or.jp）の許諾を得てください。

はじめに

　この本は，看護師や医療に携わる皆さんが，外国人の患者さんに安心して日本での医療を経験してもらうためにはどういう基本的な英語のコミュニケーション表現が必要かという視点から作られました。協力者の看護師，廣岡裕江さん（大阪大学医学部附属病院臨床検査部）と中川明美さん（大道クリニック透析室）のお二人に実際の現場で必要な会話をお作りいただき，それをもとに英語の対話を作っています。なお，この本にある表現は，英語学習サイト MediEigo（メディエイゴ）で，2012年から毎週1つずつ「使えるワンフレーズ」として紹介させていただいています。

　この英語の対話をもとに，メディエイゴ編集部でいろいろなアイデアを盛りだくさんに加えてくださり，英語の基礎固めの Quiz，補足お役立ち情報の and more，巻末の「絵を見て話そう」，からだの表現リスト，100フレーズ暗記カードなど多くのコーナーや勉強道具を含めることができました。結果として本書は，会話を聞き，理解して覚えるだけでなく，基礎的知識から追加情報まで幅広く学んでいただける本になったと思います。

　筆者は，2005年から5年間，東京女子医科大学医学部の専任時と1988年から3年間，聖路加看護大学の専任時に看護学部で英語を担当していました。看護の現場でのコミュニケーションの重要さは身にしみて理解しています。

　外国人の患者さんに，どう正確に情報を伝えられるか，思いやりの気持ちをどういう英語で表現するか，是非この本で勉強してみませんか。皆さんが英語でコミュニケーションするとき，本書がお役に立つことができれば大変嬉しいです。

　英語と日本語は1対1の対応をすると考えるのは適切ではなく，一つの日本語の表現にいくつかの英語の表現が対応する場合もあり，またその逆もあるということを覚えておきましょう。いろいろな表現に繰り返し触れるうちにあなたの英語表現はきっと豊かなものになるはずです。

　最後に，そのまま使える実践的な会話をご提供くださいました廣岡裕江さん，中川明美さん，そしてこの本をアイデアいっぱいの本にしてくださいましたシナジーの越山みどりさん，神尾希さんにこの場を借りて深く感謝申し上げます。

2013年2月
野田　小枝子

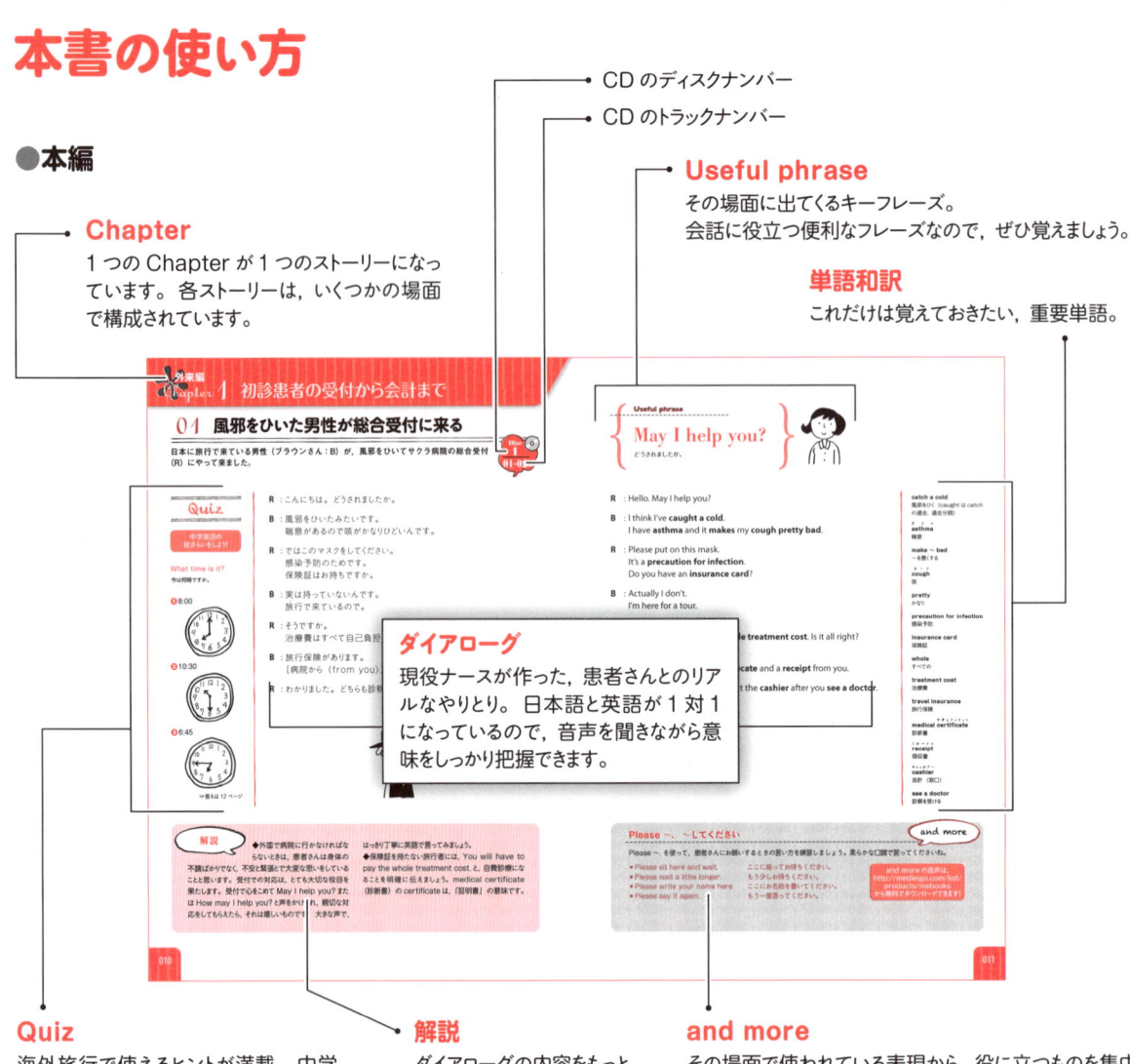

本書の使い方

●本編

Chapter
1つの Chapter が1つのストーリーになっています。各ストーリーは，いくつかの場面で構成されています。

CD のディスクナンバー
CD のトラックナンバー

Useful phrase
その場面に出てくるキーフレーズ。会話に役立つ便利なフレーズなので，ぜひ覚えましょう。

単語和訳
これだけは覚えておきたい，重要単語。

ダイアローグ
現役ナースが作った，患者さんとのリアルなやりとり。日本語と英語が1対1になっているので，音声を聞きながら意味をしっかり把握できます。

Quiz
海外旅行で使えるヒントが満載。中学英語の総ざらいと旅行英会話の勉強が同時にできちゃいます。

解説
ダイアローグの内容をもっとよく理解するための解説。目からウロコの新発見もあるかも？！

and more
その場面で使われている表現から，役に立つものを集中して学習。豊富な例文で，病院英会話の引き出しがどんどん増えます！
音声は，http://medieigo.com/list/products/mebooks から無料ダウンロード可能！

●練習問題

外来編・病棟編の学習がひと通り終わったら，これまで出てきた単語やイディオムを練習問題で復習してみましょう。

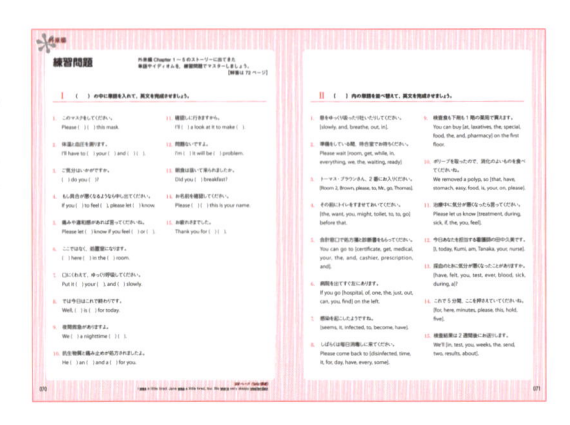

004　本書は，医療関係者向け英語学習サイト『MediEigo（メディエイゴ）』（http://medieigo.com/）に掲載された"ナースにお任せ！「使えるワンフレーズ」"の内容を再構成・加筆修正したものです。

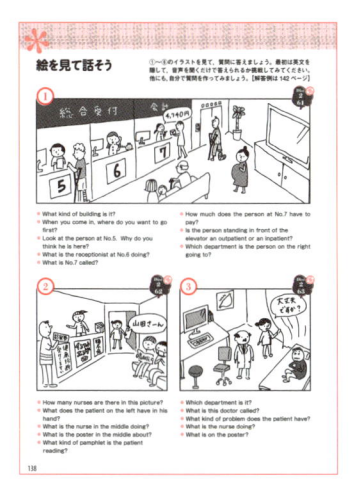

●付録

絵を見て話そう
病院内のいろいろな場面を描いたイラストを見て，英語の質問に答えてみましょう。最初はイラストの下の英文を隠して，音声を聞くだけで答えられるかチャレンジ！

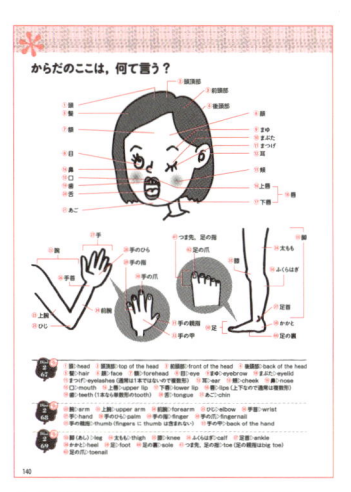

からだのここは，何て言う？
患者さんと話すときに知っておきたい体の部位です。
イラストを見てスッと英語が出てくるようになるまで，繰り返し音声を聞いて発音を練習しましょう。

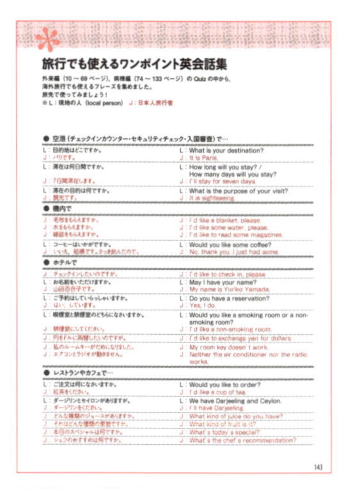

旅行でも使えるワンポイント英会話集
本編の Quiz から，海外旅行で使えるフレーズを厳選しました。
コピーして，旅行のお供にもどうぞ。

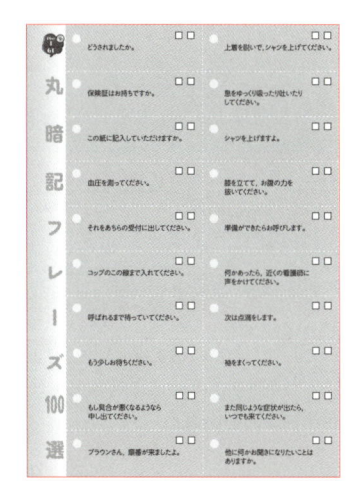

丸暗記フレーズ100選
外来編・病棟編の Useful phrase で紹介した全60フレーズに，さらに40フレーズを加えた合計100のお役立ちフレーズをまとめました。表側は日本語，裏側は英語になっています。
1枚ずつ切り離して単語カードとして使うなど，学習法は自由自在！

● CDの使い方

●付属のCDには，外来編・病棟編の各ストーリー，「丸暗記フレーズ100選」，「絵を見て話そう」，「からだのここは，何て言う？」に掲載されている日本語・英語の音声が収録されています。

●各ストーリーの音声は，場面ごとにまず日本語＋英語，その後に英語のみ，という構成で収録されています。

例）
トラック1　場面①の日本語＋英語
トラック2　場面①の英語
トラック3　場面②の日本語＋英語
トラック4　場面②の英語
　　　　　：

●本書の中で，複数の英語表現や日本語訳がある場合は，一部の例外を除き，初出語のみを収録しています。

● CD収録時間
【DISC 1】約60分
（外来編，「丸暗記フレーズ100選」）
【DISC 2】約60分
（病棟編，「絵を見て話そう」，「からだのここは，何て言う？」）

CONTENTS

はじめに 003
本書の使い方 004

外来編

Chapter 1 初診患者の受付から会計まで

01	風邪をひいた男性が総合受付に来る	010	Disc 1 01-02
02	内科待合室で問診表に記入してもらう	012	Disc 1 03-04
03	自動血圧計の使い方を説明する	014	Disc 1 05-06
04	尿検査のための説明をする	016	Disc 1 07-08
05	診察を待つ患者に声をかける	018	Disc 1 09-10
06	診察室に誘導し，診察が始まる	020	Disc 1 11-12
07	医師の診察を介助する	022	Disc 1 13-14
08	腹部の触診の介助をする	024	Disc 1 15-16
09	診断がつき，治療のための説明をする	026	Disc 1 17-18
10	ネブライザーの使い方を説明する	028	Disc 1 19-20
11	点滴の前の説明をする	030	Disc 1 21-22
12	治療が終わり，夜間救急の説明をする	032	Disc 1 23-24
13	会計窓口で診断書や処方箋を渡す	034	Disc 1 25-26

Chapter 2 やけどの患者の診察介助

01	医師の診察前に患者から情報収集する	036	Disc 1 27-28
02	診察が始まり，症状確認が行われる	038	Disc 1 29-30
03	傷口の洗浄と消毒の介助をする	040	Disc 1 31-32
04	包帯を巻き，処置後の注意事項を伝える	042	Disc 1 33-34

Chapter 3 大腸内視鏡検査の各種説明と介助

01	検査前にしてもらうことを説明する	044	Disc 1 35-36
02	検査当日，洗腸の具合を確認する	046	Disc 1 37-38
03	内視鏡検査の介助をする	048	Disc 1 39-40
04	検査後の注意事項を伝える	050	Disc 1 41-42

Chapter 4 救急患者と家族への対応

01	胸の圧迫感で男性が救急搬送される	052	Disc 1 43-44
02	家族に病状と治療方針を説明する	054	Disc 1 45-46

03	患者にカテーテル治療の説明をする	056	Disc 1	47-48
04	術後の注意事項と今後のことを説明する	058	Disc 1	49-50

Chapter 5　人間ドックで患者の検査に付き添う

01	日帰り人間ドックの女性が受付に来る	060	Disc 1	51-52
02	採血の前の確認をする	062	Disc 1	53-54
03	眼底検査と眼圧検査を行う	064	Disc 1	55-56
04	腹部エコーと心電図検査の介助をする	066	Disc 1	57-58
05	マンモグラフィー検査の介助をする	068	Disc 1	59-60

【外来編】練習問題　　070

病棟編

Chapter 1　入院患者の受付から病棟案内まで

01	入院する患者が受付に来る	074	Disc 2	01-02
02	患者にあいさつし，病棟へ案内する	076	Disc 2	03-04
03	病室の使い方を説明する	078	Disc 2	05-06
04	入院生活の1日の流れを説明する	080	Disc 2	07-08
05	アナムネの不足事項の聞き取りをする	082	Disc 2	09-10
06	病棟内の施設を案内する	084	Disc 2	11-12

Chapter 2　入院中の糖尿病患者の指導

01	患者から食事のクレームを受ける	086	Disc 2	13-14
02	血糖自己測定について指導する	088	Disc 2	15-16
03	インスリン自己注射について指導する	090	Disc 2	17-18
04	見舞客に対応する	092	Disc 2	19-20

Chapter 3　左麻痺患者の入院生活の介助

01	リハビリ前の着替えを介助する	094	Disc 2	21-22
02	車いすへの移乗を介助する	096	Disc 2	23-24
03	気分転換に患者を散歩へ誘う	098	Disc 2	25-26
04	ナースコールでの呼び出しに対応する	100	Disc 2	27-28

Chapter 4　骨折患者の日常生活の援助

01	朝の巡回で患者の状態を確認する	102	Disc 2	29-30
02	ベッド上で清拭を行う	104	Disc 2	31-32

CONTENTS

03	ベッド上で足浴を行う	106	Disc 2	33-34
04	ベッド上で洗髪を行う	108	Disc 2	35-36
05	ベッド上での排泄を介助する	110	Disc 2	37-38
06	不眠を訴える患者に対応する	112	Disc 2	39-40
07	うまく食べられない患者を援助する	114	Disc 2	41-42

Chapter 5　分娩の介助と産後の育児指導

01	入院する産婦がナースステーションに来る	116	Disc 2	43-44
02	陣痛室で，産婦に声かけをする	118	Disc 2	45-46
03	分娩室に移動し，分娩の介助をする	120	Disc 2	47-48
04	出産後の容体を確認し，授乳の指導をする	122	Disc 2	49-50
05	沐浴室で，沐浴の指導をする	124	Disc 2	51-52

Chapter 6　小児患者の検査介助から退院まで

01	母親から成育歴の聞き取りをする	126	Disc 2	53-54
02	腰椎穿刺への誘導を行う	128	Disc 2	55-56
03	採血をいやがる患児をあやす	130	Disc 2	57-58
04	母親に退院指導を行う	132	Disc 2	59-60

【病棟編】練習問題　　134

付録

●絵を見て話そう	138	Disc 2	61-66
●からだのここは，何て言う?	140	Disc 2	67-72
●絵を見て話そう 解答例	142		
●旅行でも使えるワンポイント英会話集	143		
●【暗記カード】丸暗記フレーズ100選	巻末	Disc 1	61-65

//

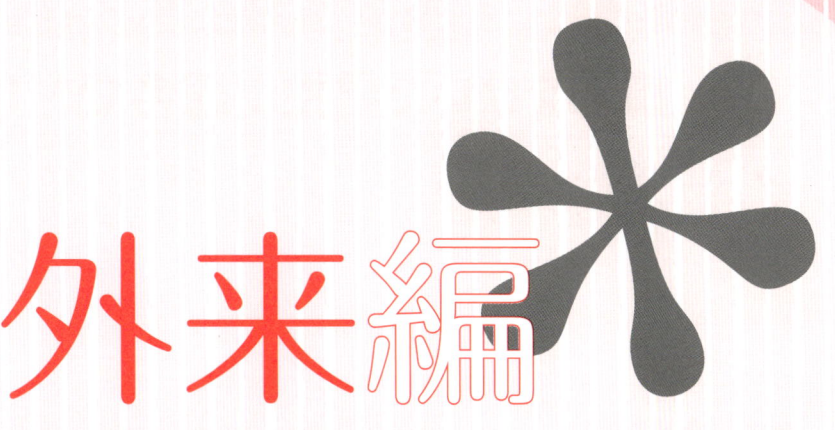

外来編

◆ Talking to Outpatients

とある町の中規模病院・サクラ病院では，外来を受診しに訪れた外国人の患者さんに，スタッフが英語で一生懸命対応しています。そんなさまざまな場面を舞台にしたストーリーで，使える看護英語を学んでいきましょう。

Chapter 1　初診患者の受付から会計まで ……………… 010

Chapter 2　やけどの患者の診察介助 ……………… 036

Chapter 3　大腸内視鏡検査の各種説明と介助 ……………… 044

Chapter 4　救急患者と家族への対応 ……………… 052

Chapter 5　人間ドックで患者の検査に付き添う ……………… 060

【外来編】練習問題 ……………… 070

外来編 Chapter 1　初診患者の受付から会計まで

01　風邪をひいた男性が総合受付に来る

日本に旅行で来ている男性（ブラウンさん：B）が，風邪をひいてサクラ病院の総合受付（R）にやって来ました。

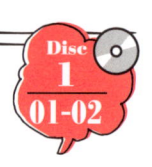

Disc 1　01-02

R：こんにちは。どうされましたか。

B：風邪をひいたみたいです。
　　喘息があるので咳がかなりひどいんです。

R：ではこのマスクをしてください。
　　感染予防のためです。
　　保険証はお持ちですか。

B：実は持っていないんです。
　　旅行で来ているので。

R：そうですか。
　　治療費はすべて自己負担になりますが，よろしいですか。

B：旅行保険があります。
　　［病院から（from you）］診断書と領収書をもらえれば大丈夫です。

R：わかりました。どちらも診察後に会計窓口でお渡しします。

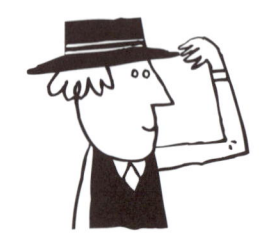

Quiz

中学英語の総ざらいをしよう！

What time is it?
今は何時ですか。

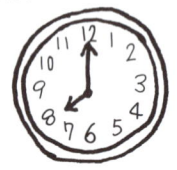

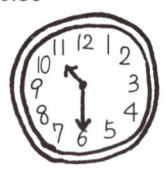

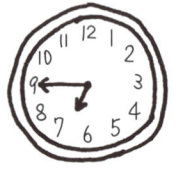

❶ 8:00

❷ 10:30

❸ 6:45

☞答えは 12 ページ

解説

◆外国で病院に行かなければならないときは，患者さんは身体の不調ばかりでなく，不安と緊張とで大変な思いをしていることと思います。受付での対応は，とても大切な役目を果たします。受付で心をこめて May I help you? または How may I help you? と声をかけられ，親切な対応をしてもらえたら，それは嬉しいものです。大きな声で，はっきり丁寧に英語で言ってみましょう。

◆保険証を持たない旅行者には，You will have to pay the whole treatment cost. と，自費診療になることを明確に伝えましょう。medical certificate（診断書）の certificate は，「証明書」の意味です。

Useful phrase

May I help you?
どうされましたか。

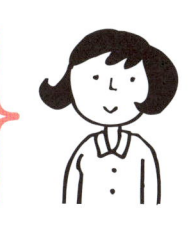

R : Hello. May I help you?

B : I think I've **caught a cold**.
I have **asthma** and it **makes** my **cough pretty** bad.

R : Please put on this mask.
It's a **precaution for infection**.
Do you have an **insurance card**?

B : Actually I don't.
I'm here for a tour.

R : I see.
You will have to pay the **whole treatment cost**. Is it all right?

B : I have **travel insurance**.
I'll just need a **medical certificate** and a **receipt** from you.

R : Sure. We'll give them to you at the **cashier** after you **see a doctor**.

---

catch a cold
風邪をひく（caught は catch の過去，過去分詞）

asthma（アズマ）
喘息

make ～ bad
～を悪くする

cough（コーフ）
咳

pretty
かなり

precaution for infection
感染予防

insurance card
保険証

whole
すべての

treatment cost
治療費

travel insurance
旅行保険

medical certificate（サティフィケイト）
診断書

receipt（リシートゥ）
領収書

cashier（キャッシアー）
会計（窓口）

see a doctor
診察を受ける

Please ～. ～してください　　　　　　　　and more

Please ～. を使って，患者さんにお願いするときの言い方を練習しましょう。柔らかな口調で言ってくださいね。

- Please sit here and wait.　ここに座ってお待ちください。
- Please wait a little longer.　もう少しお待ちください。
- Please write your name here.　ここにお名前を書いてください。
- Please say it again.　もう一度言ってください。

and more の音声は，
http://medieigo.com/list/products/mebooks
から無料でダウンロードできます！

011

外来編 Chapter 1

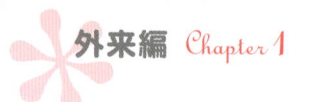

02 内科待合室で問診表に記入してもらう

ブラウンさん（B）が内科の待合室に来ました。内科の受付にいた看護師（N）がブラウンさんのところに行き，話しかけます。

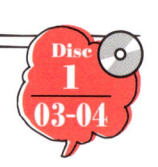

Disc 1 03-04

Quiz

下の旅行計画書を見て，①〜③の質問に答えましょう。

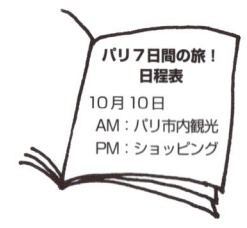

バリ7日間の旅！日程表
10月10日
AM：バリ市内観光
PM：ショッピング

❶ What is your destination?
目的地はどこですか。

❷ How long will you stay?
滞在は何日間ですか。

❸ What is the purpose of your visit?
滞在の目的は何ですか。
☞答えは14ページ

N：こんにちは。トーマス・ブラウンさんですね。
B：そうです。
N：この問診票に記入していただけますか。
B：わかりました。

● 記入を終えたころ，再び看護師がやって来て

B：これ，記入しました。
N：ありがとうございます，ブラウンさん。
　　では体温と血圧を測ります。
　　それから尿検査もしますね。

● 体温計を渡しながら

N：まず，これをわきに挟んでください。
B：はい。
N：測り終えるとピッと音がします。
　　そうしたら体温計をはずして待っていてください。
　　すぐ戻って来ますから。

解説

◆患者さんの名前を呼ぶときは，最初はMr.などの敬称を付けてフルネーム（Mr. Thomas Brown）で，次からは姓（Mr. Brown）で呼びます。通常，名前（ファーストネーム）では呼ばないので注意しましょう。子どもの場合は，最初は敬称を付けずにフルネーム（Thomas Brown）で呼び，次からはThomasと姓ではなく名前（ファース

トネーム）で呼びます。
◆「この問診票に記入していただけますか」は，見れば問診票だとわかるときは，短くWould you mind filling this out? でもいいですね。Would you mind 〜ing? は依頼するときの丁寧な表現です。とっさに出てこなければ，Please fill this out. を丁寧な口調で言えばよいでしょう。

【10ページ Quiz 解答】
①It is eight o'clock.（8時です）　②It is ten thirty. / It is half past ten.（10時半です）
③It is six forty-five. / It is a quarter to seven. / It is a quarter of seven.（6時45分です）

Chapter 1 初診患者の受付から会計まで

Useful phrase

Would you mind filling out this sheet?

この紙に記入していただけますか。

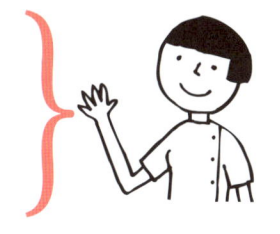

N : Hi. You are Mr. Thomas Brown, right?

B : Yes.

N : **Would you mind filling out** this **medical interview sheet?**

B : OK.

B : **Here you go**.

N : Thank you, Mr. Brown.
I'll have to **check** your **temperature** and **blood pressure**.
Also we'll need a **urine test**.

N : First, please put this **under your arm**.

B : OK.

N : It **beeps** when it's finished.
When it does, please **take** it **out** and wait for me.
I'll be back **in a moment**.

Would you mind 〜ing?
〜していただけますか

fill out
記入する

medical interview sheet
問診票

Here you go
はい，どうぞ［ここでは「これ，記入しました」と意訳］

check
〜を確認する，〜を検査する

temperature
体温

blood pressure
血圧

urine test
尿検査

under one's arm
わきに

beep
ピッという音（ビープ音）がする

take out 〜
〜を取り出す
※目的語がit や this などの代名詞のときは，out の前に入る

in a moment
すぐに

患者さんにあいさつする   and more

再診の患者さんや，顔見知りの患者さんにあいさつするときの表現には，次のようなものがあります。

- （大人の男性に対して）Hi, Mr. Carter. How are you?　　カーターさん，お元気ですか。
- （大人の女性に対して）Hi, Ms. Wilson. How are you doing?　　ウィルソンさん，調子はいかがですか。
- （子どもに対して）Hi, Jason. How are you today?　　ジェイソン君，元気かな。

03 自動血圧計の使い方を説明する

体温を測り終えたブラウンさん（B）のところに，看護師（N）が戻って来ました。

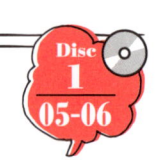

Quiz

友人のメアリーさんからメールが来ました。メアリーさんに，①〜③の質問をしましょう。

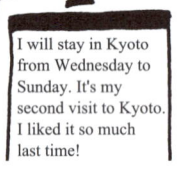

> I will stay in Kyoto from Wednesday to Sunday. It's my second visit to Kyoto. I liked it so much last time!

❶京都には何日滞在するのですか。
How ( ) days will you stay in Kyoto?

❷京都にはどれくらい滞在するのですか。
How ( ) will you stay in Kyoto?

❸京都はどれくらい気に入りましたか。
( ) did you like it?

☞答えは16ページ

N：終わりましたか。
　　体温計をいただきますね。

B：はい。

N：では，自動測定器で血圧を測ってください。
　　やり方はわかりますか。

B：いや，使うのはこれが初めてです。

N：ここに座って，腕を中に入れてください。

B：こうですか。

N：いいですね。
　　では，スタートボタンを押してください。
　　終わると紙が出てきます。
　　それをあちらの受付に出してください。

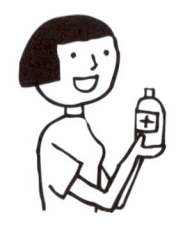

解説

◆ May I have the thermometer? の May I have 〜? は，何かをもらいたいとき，名前を聞くとき（May I have your name?）などに使われる丁寧な表現です。覚えておくとよいでしょう。

◆「血圧を測る」は take を使い，take one's blood pressure と言います。

◆ ここでは，「やり方（測り方）はわかりますか」を Do you think you can handle that? [直訳：それを操作できると思いますか] と言っています。この表現もよく使われますが，Do you know how to use it? （how to use：〜の使い方）などと言っても，もちろん構いません。

【12ページ Quiz 解答】
①It is Paris.（パリです）　②I'll stay for seven days.（7日間滞在します）　③It is sightseeing.（観光です）

014

Useful phrase

Please take your blood pressure.

血圧を測ってください。

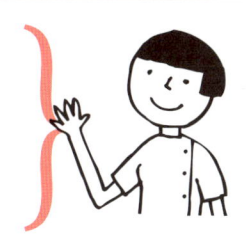

N : Are you finished?
May I have the **thermometer**?

B : Sure.

N : Please take your blood pressure using the **automatic monitor**.
Do you think you can **handle** that?

B : **Well**, this is the first time I've used one.

N : Please sit here, and **put** your arm **through** it.

B : Like this?

N : Great.
Please press the start button.
When it is done, a paper comes out.
Take it **to** the **receptionist** there.

---

thermometer
体温計

automatic monitor
自動測定器
※自動血圧計は automatic blood pressure monitor

handle
〜を操作する，〜を扱う

Well
いや，うーん（話の出だしで使うつなぎの言葉）

put ... through 〜
〜の中に…を通す

take ... to 〜
…を〜に持っていく

receptionist
受付の人
※「受付」は reception だが，英語では受付の「人」に渡すので receptionist になる

Do you think you can 〜?　〜できそうですか　　and more

Do you think you can 〜? を使って，患者さんに「〜できそうですか」と聞くときの言い方を練習しましょう。

- Do you think you can stand up?　　立ち上がれそうですか。
- Do you think you can eat lunch?　　昼食を食べられそうですか。
- Do you think you can hold it?　　（トイレの）我慢はできそうですか。
- Do you think you can get up?　　起きられそうですか。

【12ページ Quiz 解説】
sightseeing は「観光」という意味です。

04 尿検査のための説明をする

ブラウンさん（B）が，血圧を記録した紙を受付に持って来ました。看護師（N）はその紙を受け取り，次の検査の説明を始めました。

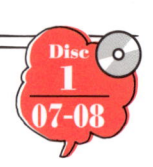

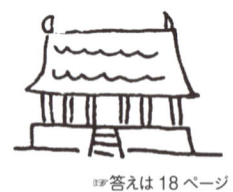

N：では，尿検査をしますね。
　　男子トイレはその角を曲がった左手にあります。

●検尿用の紙コップを渡しながら

N：（尿を）コップのこの線まで入れて，中の棚に置いてきてください。

B：わかりました。

N：戻ったら，ここで呼ばれるまで待っていてください。

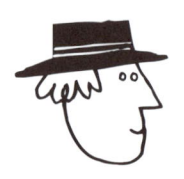

Quiz

去年に続き，2度めの京都旅行にやってきたメアリーさん。今回の5日間の滞在を楽しみにしています。メアリーさんになって，①～③の質問に答えましょう。

❶ Is it your first visit to Kyoto?
京都へ行くのは初めてですか。

❷ When did you go there for the first time?
初めてそこ（京都）に行ったのはいつですか。

❸ For how many days will you stay?
何日間滞在するのですか。

☞答えは18ページ

解説　◆女性用トイレは ladies' room です。それが共用トイレであっても，男性に対しては men's room，女性に対しては ladies' room を使います。これはどこの国も共通です。restroom や washroom，あるいは lavatory（イギリス，オーストラリアなど），bathroom（アメリカ）などもよく使われます。これらは男女ともに使えますが，難点は女性用か男性用かがわからないことです。また，bathroom はもともとの意味である浴室を指すこともあるため，アメリカ人以外の人は違和感をもつこともあるようです。

【14ページ Quiz 解答】
①many ②long ③How

Chapter 1 初診患者の受付から会計まで

Useful phrase

Please fill the cup to this line.
コップのこの線まで入れてください。

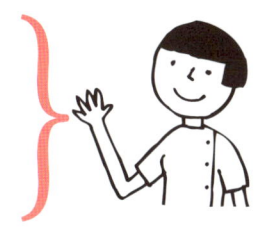

N : **Now**, we'll do the urine test.
There's a **men's room around the corner** on the left.

N : Please fill the cup to this line and **leave** it on the **shelf** inside.

B : OK.

N : When you come back, please wait until you are called.

Now
(会話の出だしで) では、次は

men's room
男性用トイレ

around the corner
その角を曲がった（ところに）

leave
〜を残す，〜を置いておく

shelf
棚

いろいろな検査の名称　　　　　　　　　　　　　and more

尿検査（urine test）の他にも，次のような検査の名称を覚えましょう。

- blood test　　血液検査
- eye test　　　視力検査
- hearing test　聴力検査
- stool test　　 便検査

- rectal examination　直腸診
- ultrasound (test)　　超音波検査
- x-ray (examination)　レントゲン検査
- flu test　　　　　　　インフルエンザ検査

【14ページ Quiz 解説】
数えられるものを聞くときは How many 〜?，数えられないものを聞くときは How much 〜? を使います。

017

外来編 Chapter 1

05 診察を待つ患者に声をかける

ブラウンさん（B）が戻ってきました。いすに座って呼ばれるのを待っていますが，少しいらいらしている様子です。
※N：看護師

Disc 1 09-10

Quiz

カッコに単語を入れて，会話を完成させましょう。

A ご出身はどちらですか。
　　（　）are you from?

B 日本です。
　　I'm（　）Japan.

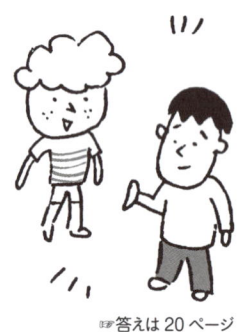

☞答えは20ページ

N：ご気分はいかがですか。

B：いまはそれほど悪くないですが，すぐに先生に診てもらえないですか。

N：もう少しお待ちください。

B：どのくらいかかりますか。

N：30分ほどでお呼びできると思います。
　　もし具合が悪くなるようなら申し出てください。
　　長いすに横になっても構いませんよ。

B：ああ，そうですね。それがいいですね。

解説

◆「ご気分はいかがですか」には，How do you feel? や How are you feeling? などの表現が使われます。これは頻繁に使用するのでぜひ覚えましょう。

◆患者さんが待たされていらいらしている状況もよくあると思います。そんなときは Please wait just a little longer.（もう少しお待ちください）と，穏やかな口調で言ってください。ここでは，さらに You can lie down on the bench.（長いすに横になっても構いませんよ）と言っています。このように，患者さんがどうしたら気持ちよく待てるかということへの配慮も重要ですね。

【16ページ Quiz 解答】
①No, it isn't.（いいえ）　②Last year.（去年です）　③I'll stay for five days.（5日間滞在します）

Chapter 1 初診患者の受付から会計まで

Useful phrase

Please wait just a little longer.

もう少しお待ちください。

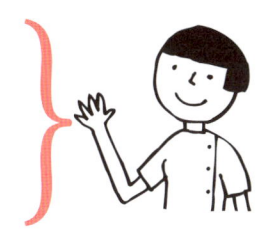

N : **How do you feel?**

B : It's not so bad now, but can I see the doctor **pretty soon**?

N : Please wait just a little longer.

B : How long will it be?

N : We can probably call you in about 30 minutes.
If you start to **feel worse**, please **let us know**.
You can **lie down on** the bench.

B : Oh, I see. Maybe I'll do that.

How do you feel?
ご気分はいかがですか

pretty soon
すぐに

feel worse
具合が悪くなる

let us know
（私たちに）知らせる

lie down on ~
〜に横になる

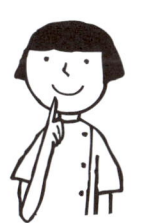

We'll call you 〜. / We can call you 〜.　あと〜くらいでお呼びします　　and more

We'll call you 〜. や We can call you 〜. を使って，患者さんを待たせているときの言い方を練習しましょう。

- We'll call you soon. / We can call you soon.　　すぐお呼びします。
- We can call you within an hour.　　1時間以内にお呼びします。
- We can call you in about thirty minutes.　　30分ほどでお呼びします。
- We'll call you in about fifteen minutes.　　15分後にお呼びします。
- We'll call you at 2 o'clock.　　2時にお呼びします。

019

外来編 Chapter 1

06 診察室に誘導し，診察が始まる

長いすに横になっていたブラウンさん（B）は，そのまま眠ってしまったようです。診察室から看護師（N）が出てきました。
※ Dr：医師

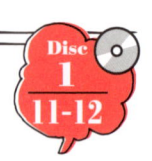

Disc 1　11-12

Quiz

カッコに単語を入れて，会話を完成させましょう。

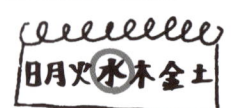

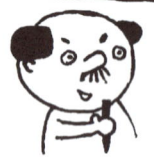

A スミスさんはいつ来るのですか。
（　）is Mr. Smith going to come?

B 水曜日に来ます。
He（　）going to（　）on Wednesday.

☞答えは 22 ページ

N：トーマス・ブラウンさん，お入りください。
　　 ブラウンさん，順番が来ましたよ。

●起きようとしても起きられないブラウンさんに手を差し伸べながら

N：歩けそうですか。
　　 車いすをお持ちしましょうか。

B：大丈夫です。歩けます。

●診察室で

Dr：ブラウンさんですね。医師の清水です。

B：はい，よろしくお願いします。

●問診票を見ながら

Dr：咳がひどいんですね。
　　 （持病に）喘息がありますね。

B：はい。風邪をひいたためか，咳が続いています。
　　 薬が効かなくなってしまいました。

Dr：わかりました。では診察しましょう。

解説

◆It's your turn. は，「あなたの番です」という意味です。「まだ順番ではありませんよ」は It's not your turn yet. です。前に I'm afraid（残念ながら）をつけると少し柔らかい表現になりますね。「あなたは次ですよ」は，Your turn is next. と言います。

◆英語には日本語の「よろしくお願いします」に相当する表現はないので，ここで使っている Good morning. や Good afternoon. など，時間に応じた普通のあいさつをすることが多いでしょう。How do you do? と言う人もいるかもしれません。

[18 ページ Quiz 解答]
Where / from

Chapter 4　初診患者の受付から会計まで

Useful phrase

Mr. Brown, it's your turn.

ブラウンさん，順番が来ましたよ。

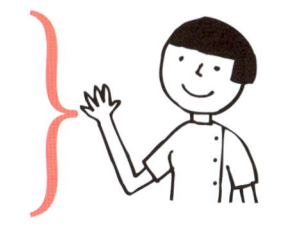

N : Mr. Thomas Brown, please come in.
Mr. Brown, it's your **turn**.

N : Do you think you can walk?
Should I bring a **wheelchair?**

B : It's all right. I can walk.

Dr : Hello, Mr. Brown. I'm Dr. Shimizu.

B : Hello. Good morning.

Dr : I understand you **have a bad cough**.
You have asthma?

B : Yes. **It might be** because of my cold, but I **keep** cough**ing**.
My medicine hasn't been **working**.

Dr : I see. Let me **examine** you.

---

turn
順番

Should I ～?
～しましょうか

bring
～を持ってくる

wheelchair
車いす

have a bad cough （コーフ）
咳がひどい

It might be ～
～かもしれない

keep ～ing
～し続けている

work
（薬が）効く，はたらく

examine
～を診察する

I understand ～. / You must ～.　～ですよね

and more

I understand ～. や You must ～. を使って，「～ですよね」という共感の表現を練習しましょう。

- I understand it's painful.　　　　　痛いですよね。
- You must feel sluggish（スラギッシュ）.　だるいですよね。
- You must be happy.　　　　　　　うれしいですね。
- I understand you are hungry.　　　おなかがすきますよね。
- I understand you feel frustrated.　 腹が立ちますよね。

021

外来編 Chapter 1

07 医師の診察を介助する

診察が始まりました。看護師（N）はブラウンさん（B）の横に付いて診察の介助をしています。
※ Dr：医師

Disc 1 13-14

Quiz

カッコに単語を入れて、①〜③の質問文を作りましょう。

❶ あの橋の長さはどれくらいですか。
How (　) is the bridge?

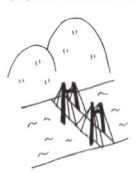

❷ あの建物はどれくらいの古さですか。
How (　) is the building?

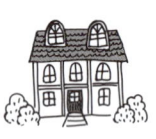

❸ あのレストランはどれくらい値段が高いですか。
How (　) is the restaurant?

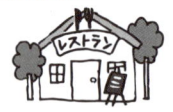

☞答えは 24 ページ

Dr：喉をみましょう。
　　口を開けて，舌を出してください。
　　「あ〜」と言ってください。

B：あ〜。

Dr：はい，いいですよ。
　　では，胸の音を聞きますね。

N：上着を脱いで，シャツを上げてください。
　　息をゆっくり吸ったり吐いたりしてください。

● 胸の聴診が終わりました

Dr：次は背中をみましょう。

● ブラウンさんが後ろに向くように誘導しながら

N：後ろを向いてくださいね。

解説

◆「上着」は狭義では jacket（ジャケット）になります。一方，英語には「下着の上に身に着けるもの」という広い意味での「上着」に該当する表現はないので，overshirt（ズボンやスカートの中に入れないで着るシャツ，ブラウス），sweater（セーター），jacket など着ているものを具体的に言う必要があります。

◆日本語の「はい，いいですよ」は，ここでは Yes は付けず，ただ That's fine. と言うのが自然です。
◆「(脱いでいた) 〜を着ていいですよ」と言う場合は put 〜 back on となります。Put your clothes back on.（服を着ていいですよ）のほかに，You can get dressed now. と言ってもいいですね。

[20 ページ Quiz 解答]
When / is, come

Chapter 1　初診患者の受付から会計まで

Useful phrase

Please take off your jacket and lift up your shirt.

上着を脱いで，シャツを上げてください。

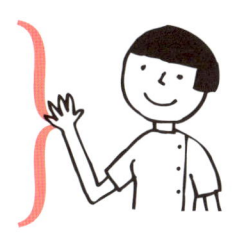

- **Dr** : **Let me see** your **throat**.
  Open your mouth and **stick out** your tongue.
  Say "**Ahhhhh**."

- **B** : Ahhhhh.

- **Dr** : That's fine.
  Now let me **listen to your heart**.

- **N** : Please **take off** your jacket and **lift up** your shirt.
  Breathe in and out slowly.

- **Dr** : Now let me see your back.

- **N** : Please **turn around**.

let me see
〜をみせてください，〜を診察しましょう

throat
喉

stick out 〜
〜を突き出す

say "Ahhhhh"
「あ〜」と声を出す

listen to one's heart
誰かの胸の音を聞く

take off 〜
〜を脱ぐ

lift up 〜
〜を上げる，〜をたくし上げる

breathe in and out（ブリーズ）
息を吸ったり吐いたりする

turn around
後ろを向く

患者さんにいろいろな姿勢を取ってもらう　　　　and more

患者さんにいろいろな姿勢を取ってもらうときの言い方を練習しましょう。

- Face me.　　　　　　　私のほうを向いてください。
- Raise your arm.　　　　腕を上げてください。
- Lie on your back.　　　仰向けになってください。
- Lie on your stomach.　うつ伏せになってください。
- Sit down here.　　　　ここに座ってください。
- Bend your knees.　　　膝を曲げてください。

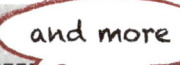

023

外来編 Chapter 1

08 腹部の触診の介助をする

聴診器を使った診察は終わりましたが，まだ診察は続いています。
※ Dr：医師　N：看護師　B：ブラウンさん

Disc 1 15-16

Quiz

カッコに単語を入れて，ジェーンさんをランチに誘いましょう。

ジェーン，水曜日にランチしない？
Jane, let's have lunch (　) Wednesday.

11時に待ち合わせようか。
Shall we meet (　) eleven o'clock?

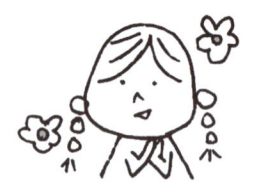

☞答えは26ページ

Dr：お腹もみておきましょうね。

●そばのベッドを指差しながら

N：靴を脱いで，ここに横になってください。

B：わかりました。

N：シャツを上げますよ。
　　膝を立てて，お腹の力を抜いてください。

●医師がお腹の触診を始めました

N：痛みや違和感があれば言ってくださいね。

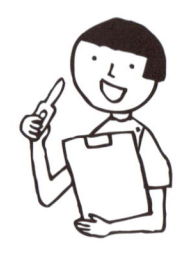

解説

◆寝ていて「膝を立てる」のも，立っていて「膝を曲げる」のも bend one's knees と表現します。
◆relax your stomach は「お腹の力を抜いてください」という意味です。「お腹」のことは，abdomen, belly, stomach などの言い方がありますが，これらの違いは，使用される場面の違いと言ってもよいでしょう。belly と stomach は一般の人がよく使い，abdomen は主に医療現場で医療スタッフが使います。患者さんに指示をするときは，stomach が最も一般的です。

【22ページ Quiz 解答】
①long　②old　③expensive

Chapter 1　初診患者の受付から会計まで

Useful phrase

Bend your knees and relax your stomach.

膝を立てて，お腹の力を抜いてください。

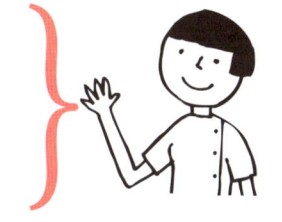

Dr : Let's **have a look at** your **stomach**, too.

N : Please take off your shoes and lie down here.

B : All right.

N : Let me lift up your shirt.
　　Bend your **knees** and **relax** your stomach.

N : Please let us know if you feel pain or **discomfort**.

---

have a look at ～
～をみる

stomach
お腹，胃

bend
～を曲げる

knee
膝

relax
～の力を抜く

discomfort
不快感，違和感

体の不快感をたずねる　　　　　　　　　　　　　and more

不快感があるかどうか聞くときの言い方を練習しましょう。

• Do you feel sick?	吐き気はありますか。
• Do you have a throbbing pain?	ズキズキしますか。
• Do you have a stinging pain?	チクチクしますか。
• Do you have a burning pain?	ヒリヒリしますか。
• Does your arm feel numb?	腕がしびれていますか。
• Does your arm itch?	腕がかゆいですか。

[22ページ Quiz 解説]
How の後ろにいろいろな形容詞をつけて，どれくらい～か，という質問を作ることができます。

外来編 Chapter 1

09 診断がつき，治療のための説明をする

衣服を整えたブラウンさん（B）が再び診察いすに座っています。診断がついたようです。
※ Dr：医師　N：看護師

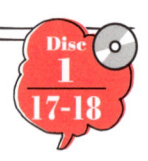

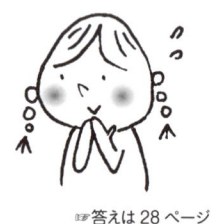

Disc 1 17-18

Dr：胸に雑音がありますね。
　　喉が少し赤いようですが，熱はないですね。
　　風邪で喘息が悪化したためでしょう。
　　ネブライザーによる吸入と，それから点滴もしましょう。

B：わかりました。

N：準備をしている間，待合室でお待ちください。

B：はい。どこでするんですか。

N：ここではなく，処置室になります。
　　準備ができたらお呼びします。

Quiz

カッコに単語を入れて，ジェーンさんをドライブに誘いましょう。

ジェーン，7月のどこかの日曜日にドライブに行こう。
Jane, let's go for a drive (　) a Sunday (　) July.

☞答えは 28 ページ

解説

◆「〜の準備をする」は get 〜 ready となります。長時間の作業を連想させる prepare（準備する）よりも，ready を使った方が自然です。「準備ができたら」は，when we are ready がよいでしょう。ready を使って，Your breakfast is ready.（朝食の準備ができました），Now you are ready for a normal diet.（もう正常食が始められますね），Do you feel ready to walk on your own?（そろそろ1人で歩けると思いますか）など，いろいろな表現ができます。ベッドから車いすに移動するようなときは，Are we ready?（用意はいいですか）と we を使って言うと，患者さんと一緒に行う姿勢が伝わります。

[24 ページ Quiz 解答]
on / at

Useful phrase

I'll call you when we are ready.

準備ができたらお呼びします。

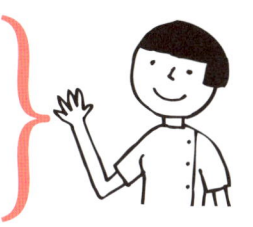

Dr : I hear **wheezing** in your **chest**.
Your throat looks a little red, but you don't **have a fever**.
It's probably because your asthma **got worse** because of your cold.
Let's use a **nebulizer** and I'll **put you on a drip**, too.

B : OK.

N : Please wait in the **waiting room** while we **get everything ready**.

B : OK. Where is it going to be?

N : Not here but in the **treatment room**.
I'll call you when we are ready.

---

wheezing
喘鳴（ぜんめい）音，
ゼイゼイすること

chest
胸

have a fever
熱がある

It's probably because ～
～だからだろう

get worse
悪化する（get の過去，過去分詞は got, gotten）

ネビュライザー
nebulizer
ネブライザー
※薬剤を霧状にして吸入するための器具

put ～ on a drip
～に点滴をする

waiting room
待合室

get everything ready
（必要なことすべての）準備をする

treatment room
処置室

Not ～ but ～. ～ではなく～ *and more*

Not ～ but ～. を使って，「～ではなく～」という表現を練習しましょう。

- Not this but that medicine.　　これではなく，あの薬です。
- Not 2 o'clock but 3 o'clock.　　2 時ではなく，3 時です。
- Not me but the doctor.　　私ではなく，先生です。
- Not today but next week.　　今日ではなく，来週です。

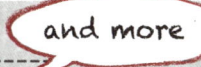

【24 ページ Quiz 解説】
on：曜日など明確な日を示します。at：決まった時刻など，ある一点を示します。

外来編 Chapter 1

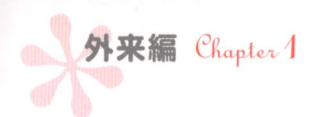

10 ネブライザーの使い方を説明する

ブラウンさん（B）は吸入と点滴の処置を受けるために，待合室で待っています。順番が来たようです。
※N：看護師

Quiz

カッコに単語を入れて，スミスさんの留守電メッセージを完成させましょう。

東京に着きました。新宿駅には，あと20分くらいで着きます。
I have arrived (　) Tokyo. I'll arrive (　) Shinjuku station in twenty minutes or so.

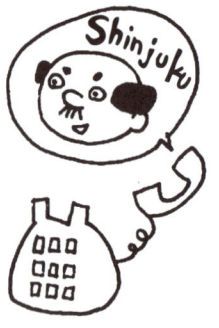

☞答えは30ページ

N：トーマス・ブラウンさん，2番にお入りください。

●処置室で

N：ここに座ってください。
　　ネブライザーを使うのは初めてですか。

B：（故郷の）オーストラリアの病院で使ったことがあります。

●ネブライザーの先をみせながら

N：そうですか。ではご存じだと思いますが，ここから薬が出ます。
　　□にくわえて，ゆっくり呼吸してください。
　　痰が出たときのために，ティッシュとごみ箱はここにあります。

B：わかりました。

N：何かあったら，近くの看護師に声をかけてください。

解説

◆患者さんが以前経験していても説明が必要な場合には，上記のように as you know（ご存じのように）などと言ってから説明をするのがよいでしょう。
◆「何かあったら」は，if you need any help がわかりやすい表現だと思います。
◆「看護師に声をかけてください」は，近くにいる何人かのうちのどの看護師でもよいということで，one of the nurses という言い方になります。

[26ページ Quiz 解答]
on / in

Chapter 1 初診患者の受付から会計まで

Useful phrase

If you need any help, just call one of the nurses.

何かあったら，近くの看護師に声をかけてください。

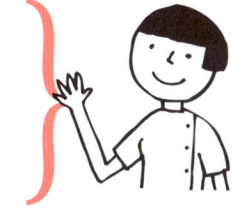

N : Mr. Thomas Brown, please go to Room 2.

N : Sit down here, please.
　　Is this **your first time** to use a nebulizer?

B : I used **one** in a hospital **back in Australia**.

N : I see. As you know, the medicine **comes out of** here.
　　Put it in your mouth, and **breathe slowly**.
　　If you have some **phlegm**, here are **tissues** and a **garbage can**.

B : All right.

N : If you need any help, just call one of the nurses.

---

one's first time
初めて（の経験）

one
ここではネブライザーを指す

back in Australia
（故郷の）オーストラリアで

come out of ～
～から出てくる

breathe slowly　[ブリーズ]
ゆっくり呼吸する

phlegm　[フレム]
痰

tissue　[ティシュー]
ティシュ

garbage can
ごみ箱

Is this your first time ～？　～は初めてですか　　*and more*

Is this your first time ～? を使って，「～は初めてですか」という表現を練習しましょう。

- Is this your first time to be seen by Dr. Kaji?　　加地先生の診察は初めてですか。
- Is this your first time to take your blood pressure?　　血圧を測るのは初めてですか。
- Is this your first time to have the test?　　この検査をするのは初めてですか。
- Is this your first visit?　　今回は初診ですか。
- Is this your first pregnancy?　　今回が初めての妊娠ですか。

【26ページ Quiz 解説】
in：週や月，年など長い期間を示します。

11 点滴の前の説明をする

ブラウンさん（B）の吸入が終わりました。看護師（N）が次の説明を始めるようです。

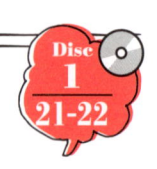

Quiz

犬が騒いでいます。カッコに単語を入れて，おとなしくさせましょう。

静かにして！
( ) quiet!

ほえちゃダメ！
( ) bark!

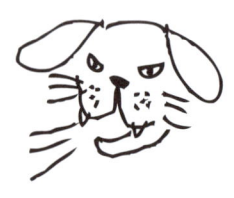

☞答えは32ページ

N：（ネブライザーによる）吸入は終わりです。
次は点滴をします。
その前にトイレをすませておいてください。

B：大丈夫です。
さっき行ったばかりですから。

N：では，ここ（ベッド）に横になってください。

●ブラウンさんがベッドに横になったところで

N：袖をまくってください。

B：右手がいいですか，左手ですか。

N：どちらでもいいですよ。
楽にしてくださいね。

B：時間はどのくらいかかりますか。

N：1時間くらいです。
なんなら眠ってもかまいませんよ。

B：ああ，それはいい。ちょっと眠たいもんですから。

解説

◆「点滴静注（法）」は英語では intravenous drip infusion といいます。「点滴」は an intravenous drip、それを略して an IV drip、さらに drip だけもよく使われます。

◆「患者さんに点滴をする」は，put a patient on a drip または give a patient a drip で，「点滴を受ける」は，be on a drip, be put on a drip です。

◆「先にトイレをすませてください」のような指示は，大人に向かっては might want to などの形を使って言うと柔らかいイメージになり，相手に敬意を払っていることが表せます。

◆今回のように「用を足す場所」ということを明確に示したい場合，restroom ではなく「便器」の意味がある toilet を使います。

[28ページ Quiz 解答]
in / at

Chapter 1　初診患者の受付から会計まで

Useful phrase

We'll put you on a drip next.

次は点滴をします。

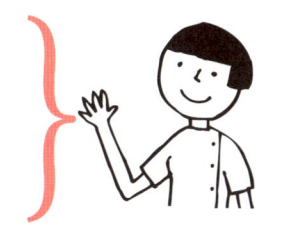

N : You **are done with** the nebulizer.
　　We'll put you on a drip next.
　　You **might want to** go to the toilet before that.

B : I'm fine.
　　I just went **a little while ago**.

N : OK. Please lie down here.

N : **Roll up** your **sleeve**.

B : Do you want to use the right **arm** or the left?

N : **Either is fine**.
　　Just relax.

B : How long will it take?

N : About an hour.
　　You can **go to sleep if you want**.

B : Oh, that's good. I'm feeling a little sleepy.

---

be done with ～
～は終わりである

might want to ～
～した方がよいですよ

a little while ago
少し前，さっき

roll up ～
～をまくり上げる

sleeve
袖

arm
腕［ここでは「手」と意訳］

Either is fine
どちらでもいいですよ

go to sleep
眠る

if you want
もしなんなら，よろしかったら

時間の表現　　　　　　　　　　　　　　　　　　　　　and more

いろいろな時間の表現を覚えましょう。

● a few minutes ago	2，3分前	● in a week or so	1週間くらいで
● within a few minutes	2，3分以内に	● in a month	1カ月後
● the other day	先日	● for some time	しばらくの間
● some time later	後日	● some day in the future	そのうちいつか

【28ページ Quiz 解説】
in：市や町など広い範囲を示します。at：駅や地点など一点を示します。

031

12 治療が終わり，夜間救急の説明をする

ブラウンさん（B）の点滴が終わったところへ，看護師（N）が戻って来ました。

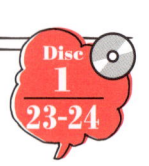

Quiz

カッコに単語を入れて，パーティのお客様にあいさつしましょう。

ご自由に召し上がってください。
(　) yourself.

楽しんでくださいね。
(　) fun.

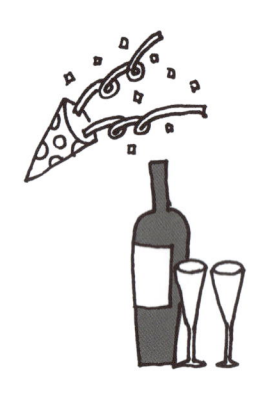

☞答えは 34 ページ

N：調子はいかがですか。

B：ずいぶんよくなりました。

N：よかったです。では今日はこれで終わりです。
　　また同じような症状が出たら，いつでも来てください。

B：夜間でも診てもらえますか。

N：診療時間外でしたら夜間救急がありますよ。

●病院の電話番号の載ったカードを渡しながら

N：ここに電話をしてから来てくださいね。

B：わかりました。

N：では，会計窓口で処方箋と診断書をもらってください。

　　他に何かお聞きになりたいことはありますか。

B：大丈夫だと思います。お世話になりました。

解説

◆「お世話になりました」は，お礼の言葉である Thank you very much. で表現されます。お世話になった内容を示したいときは，for をつけて Thank you very much for this.（この件ではお世話になりました），Thank you very much for your kindness.（親切にしていただきありがとうございました）などと言います。

◆会話の最後に，何か質問がないかを聞いておくことも大切です。Do you have anything else you might want to ask? と聞くことで，何でも言えるような雰囲気を作ることができます。

032

［30 ページ Quiz 解答］
Be / Don't

Useful phrase

If you have similar symptoms again, you can always come back.

また同じような症状が出たら，いつでも来てください。

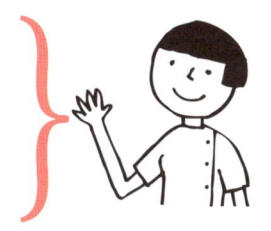

N : How do you feel now?

B : I feel much better.

N : Great. Well, **this is it** for today.
If you have similar **symptoms** again, you can always come back.

B : Can I **be seen during the night** also?

N : We have a **nighttime emergency room**, if it isn't during our **hospital hours**.

N : Please call this number first.

B : I see.

N : Now you can go to the cashier and get your **prescription** and medical certificate.
Do you have **anything else** you might want to ask?

B : I don't think so. Thank you very much.

---

this is it
終わりです

symptom
症状

be seen
診察を受ける，診てもらう

during the night
夜間に

nighttime emergency room
夜間救急

hospital hours
（病院の）診療時間

prescription
処方箋

anything else
他に何か

診療科の名称 — and more

いろいろな診療科の名称を覚えましょう。

- obstetrics 産科
- gynecology (ガイネコロジー) 婦人科
- internal medicine 内科
- orthopedics 整形外科
- urology 泌尿器科
- pediatrics 小児科
- cardiosurgery 心臓外科
- neurology 神経科
- dermatology 皮膚科
- ear, nose, and throat clinic 耳鼻咽喉科

＊専門的な用語では耳鼻咽喉科は otorhinolaryngology (オトラィノラリンゴロジー) ですが，一般の人には ear, nose, and throat clinic（ENT clinic）を使うほうがわかりやすいでしょう。

[30ページ Quiz 解説]
人に対しては，Don't を使った否定形の命令文は失礼になることがあるので，指示するときなどにはあまり使わない方がよいでしょう。

033

外来編 Chapter 1

13 会計窓口で診断書や処方箋を渡す

ブラウンさん（B）が会計窓口（C）にやって来ました。

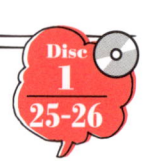

Disc 1 25-26

Quiz

イラストの人になったつもりで，質問に答えましょう。

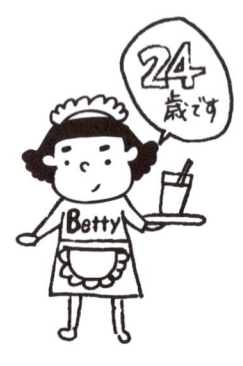

「24歳です」

❶ What's your name?
あなたは誰ですか。

❷ What do you do?
あなたの職業は何ですか。

❸ How old are you?
あなたは何歳ですか。
☞ 答えは 36 ページ

C：お名前をお願いします。

B：トーマス・ブラウンです。

C：自費診療ですね。
　　料金はこちらになります。

B：このクレジットカードは使えますか。

C：大丈夫です。
　　これが領収書と診断書です。
　　それから処方箋も出ています。

B：薬局はどこにありますか。

C：病院を出てすぐ左にあります。
　　これが地図です。

B：わかりました。ありがとうございます。

解説

◆窓口の人たちの印象も大切です。英語でも笑顔で応答できると素晴らしいですね。患者さんの名前をたずねるときから，May I have your name, please? のような丁寧な表現で聞きましょう。また，支払いに関する表現は，誤解を生じないよう，はっきりと言ってください。渡す書類は名称をはっきり言って渡します。薬局の案内まできちんとできるとよいですね。

◆薬局は pharmacy あるいは drugstore で，薬剤師は pharmacist です。イギリスでは薬剤師は chemist で，薬局は chemist または chemist's となります。

【32 ページ Quiz 解答】
Help / Have

Chapter 1 初診患者の受付から会計まで

Useful phrase

I can give you your prescription.

処方箋が出ています。

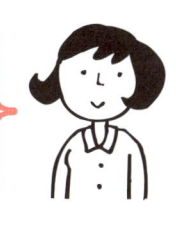

C : May I have your name, please?

B : Thomas Brown.

C : You are **paying for the visit yourself**?
　　Here is the **bill**.

B : Can I use this credit card?

C : Sure.
　　Here are your receipt and your medical certificate.
　　And I can also give you your prescription.

B : Where can I find a **pharmacy**?

C : If you go out of the hospital, you can find one **just on the left**.
　　Here's the map.

B : Oh, I see. Thanks.

pay for the visit oneself
自費で診療費を払う

bill
請求書，明細書

pharmacy
薬局

just on the left
すぐ左に

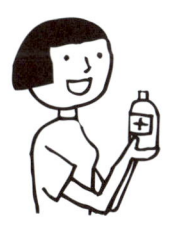

薬の名称　　　　　　　　　　　　　　　　　and more

よく使われる薬の名称を覚えましょう。

- cough medicine / cough suppressant　咳止め
- antibiotic　抗生物質
- painkiller　痛み止め
- anti-itch medicine　かゆみ止め
- ointment　軟膏
- oral medicine　飲み薬
- tranquilizer　精神安定剤
- sleeping pill　睡眠導入剤
- laxative　下剤
- diuretic　利尿剤

＊専門的な用語ではかゆみ止めは anti-pruritic ですが，一般の人には使いません。

外来編 Chapter 2 やけどの患者の診察介助

01 医師の診察前に患者から情報収集する

料理中にやけどをした女性（ホワイトさん：W）が外科診察室に入って来ました。右腕に包帯をぐるぐる巻いています。
※N：看護師

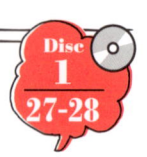

Disc 1 27-28

Quiz

イラストの人物からの質問に答えましょう。

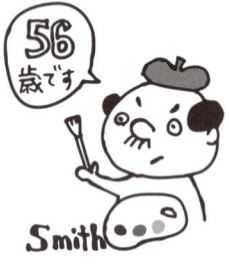

「56歳です」 Smith

❶ Who am I?
私は誰でしょう。

❷ What do I do?
私の職業は何でしょう。

❸ How old am I?
私は何歳でしょう。
☞答えは 38 ページ

●問診票を見ながら

N：メアリー・ホワイトさんですね。
　　やけどをされたんですね。

W：はい、3日前にやけどをしました。
　　家で様子をみていたのですが、
　　痛みがひどくなってきたので受診した方がいいと思って。

N：どのようにしてやけどをしましたか（そうなったのですか）。

W：えー、フライドポテトを作っていたら、
　　油がはねて腕に飛んできたんです。

N：それは大変でしたね。
　　診察するので包帯を取りますね。

●処置台を指しながら

N：ここに腕をのせてください。

W：はい。

●包帯をそっとはずしながら

N：痛くないですか。
　　痛みが我慢できなかったら言ってくださいね。

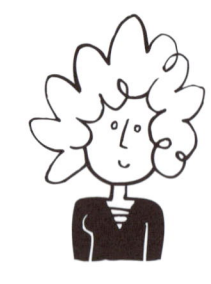

解説

◆burn は「やけどをさせる」という意味ですから、「やけどをする」は burn oneself［直訳：～にやけどをさせる］の形になります。「腕にやけどをしました」は I burned my arm. で、「やけどをしないように気をつけてください」は Be careful not to burn yourself. です。
◆How did it happen?［直訳：どのようにしてそれが起こったのですか］は、けがについてたずねるときにも使えます。
◆「痛くないですか」はそのまま英語にすると Doesn't it hurt? ですが、これでは「（痛いことはわかっているが）痛いですよね」という意味になってしまいます。Does it hurt? と聞くと、痛みの有無をたずねる質問になります。

[34 ページ Quiz 解答]
①I am Betty.（または、My name is Betty.）（ベティです）　②I am a waitress.（ウエイトレスです）　③I am 24 years old.（24歳です）

036

Useful phrase

How did it happen?
どのようにしてそうなったのですか。

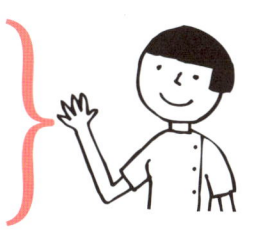

N : Ms. Mary White.
I understand you **burned yourself**.

W : Yes. It **happened** three days ago.
I was **wondering if** it would **improve** at home,
but the pain **got worse** and I thought I should **see a doctor**.

N : How did it happen?

W : Well, I was making **French fries**,
and some oil **splashed** on my arm.

N : It must have been **frightening**.
Let me **remove** your **bandage** for the **examination**.

N : Please put your arm here.

W : OK.

N : Does it **hurt**?
If the pain **gets to be too much**, please let me know.

---

burn oneself
やけどをする

happen
起こる，降りかかる（ここでは，やけどをしたことを指す）

wonder if ~
～だろうかと思う

improve
よくなる，改善する

get worse
悪化する

see a doctor
受診する

French fries
フライドポテト

splash
はねる

frightening
恐ろしい，こわい

remove
～を取り外す

bandage（バンデッジ）
包帯

examination
診察

hurt
痛む

get to be ~
～になる

too much
ひどい，過度の

患者さんに具合をたずねる   and more

患者さんに具合をたずねる表現には，次のようなものがあります。

- Does it itch?　　　　　　　　　　　　　　かゆくないですか。
- Is it too tight?　　　　　　　　　　　　　きつくないですか。（コルセットの締めつけなど）
- Do you feel sick? / Do you feel nauseous?（ノーシャス）　吐き気はありますか。
- Do you feel uncomfortable?　　　　　　　不快感はありますか。
- Do you feel better?　　　　　　　　　　　楽になりましたか。

外来編 Chapter 2

02 診察が始まり，症状確認が行われる

やけどの傷口が生々しいホワイトさん（W）の診察が始まりました。
※ Dr：医師　N：看護師

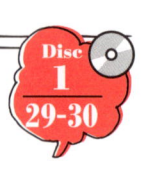

Disc 1　29-30

Quiz

イラストの人物に関する質問に答えましょう。

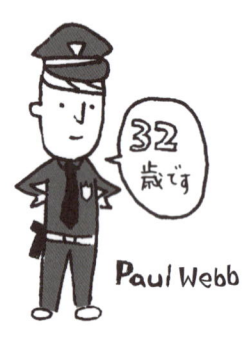

「32歳です」
Paul Webb

❶ Who is he?
彼は誰ですか。

❷ What does he do?
彼の職業は何ですか。

❸ How old is he?
彼は何歳ですか。
　☞答えは40ページ

Dr：なるほど，油でやけどをしたんですね。
　　痛みはどんな感じですか。

W：始めはヒリヒリしていましたが，今はズキズキしています。
　　すぐに冷たい水で腕を冷やしたのに，
　　なかなかよくなりません。

Dr：熱は出ていませんか。

W：はい，痛みだけです。

● 傷口を観察しながら

Dr：感染を起こしたようですね。
　　膿を洗い流して患部を消毒しましょう。

W：痛そうですね。

N：少し染みて痛いかもしれませんが，すぐに終わります。

解説

◆「熱は出ていませんか」は，36ページの「痛くないですか」と同じく，熱の有無を聞いているので Do you have a fever? です。Don't you have a fever? は「熱がありますよね」というニュアンスになります。

◆「すぐに終わります」は，ここでは It'll be over right away. を使っていますが，他に，It won't take long. (take long：長くかかる) や It'll be over before you know it. (before you know it：あっと言う間に) なども使うことができますね。40ページに出てくる It's almost over. や It's almost finished. のように almost を使って表すこともできます。この表現を使う場面は多いので，いくつか覚えておくと便利です。

[36ページ Quiz 解答]
①You are Mr. Smith.（スミスさんです）　②You are a painter.（画家です）　③You are 56 years old.（56歳です）

Chapter 2　やけどの患者の診察介助

Useful phrase

It might sting a little, but it'll be over right away.

少し染みて痛いかもしれませんが，すぐに終わります。

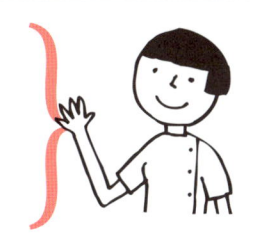

Dr : So you burned yourself with oil.
　　　How bad is the pain?

W : It was **sore** at first, but it is **stinging** now.
　　　I **chilled** my arm with cold water **right away**,
　　　but the pain hasn't improved.

Dr : Do you **have a fever**?

W : No, it just hurts.

Dr : It seems to have **become infected**.
　　　I'll wash off the **pus** and **disinfect** the **affected area**.

W : That sounds painful.

N : It might sting a little, but it'll **be over** right away.

How bad
(〜の悪い程度は) どのくらいですか

sore
ヒリヒリする

stinging
染みて痛い，ズキズキ痛む
※動詞 sting の現在分詞

chill
冷やす

right away
すぐ

have a fever
熱がある

become infected
感染する

pus
膿

disinfect
〜を消毒する

affected area
患部 (影響を受けている場所)

be over
終わる

That looks 〜. / That sounds 〜.　〜そうですね

and more

That looks 〜. や That sounds 〜. を使って，「〜そうですね」という表現を練習しましょう。

- That looks comfortable.　　　(身につけているものなどが) 快適そうですね。
- That sounds like fun.　　　　楽しそうですね。
- That sounds tough.　　　　　大変そうですね。
- That looks tasty.　　　　　　おいしそうですね。

039

03 傷口の洗浄と消毒の介助をする

ホワイトさん（W）の傷口の膿を洗い流す処置が始まります。
※ Dr：医師　N：看護師

Quiz

イラストの人物に関する質問に答えましょう。

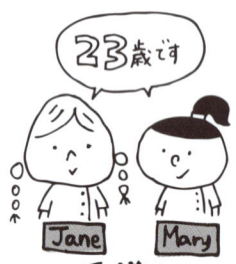

（イラスト：23歳です　Jane　Mary　看護師）

❶ Who are they?
彼女たちは誰ですか。

❷ What do they do?
彼女たちの職業は何ですか。

❸ How old are they?
彼女たちは何歳ですか。

☞ 答えは 42 ページ

Dr：では，始めます。

N：先生が腕を洗いますから少し冷たいですよ。

●医師が消毒を始めた途端に

W：痛いっ!

N：ちょっと我慢してくださいね。
　　すぐ終わります。
　　動かないようにしてください。

●ようやく消毒が終了し

Dr：はい，これで終わりです。
　　抗生物質と痛み止めを処方しますね。
　　看護師に包帯を巻いてもらってください。

解説

◆「我慢してください」は，Hold on. がよいでしょう。Be patient.（patient：我慢強い）などを使うと，長くかかるようなニュアンス，あるいは我慢が足りないのを批判しているニュアンスをもつことがあります。
◆「動かないようにしてください」は，Stay still. または Keep still. を覚えておくとよいでしょう。実際は，Don't move your arms. と言いたいのですが，一般的に誰でも Don't で始まる指示は何度も受けたくないものです。
◆患者さんに対して「（誰か）に～してもらってください」というときは，The nurse will bandage it up for you. のように「何かをしてくれる人」を主語にして，Someone will ～ for you. と表現します［直訳：（誰か）があなたのために～をします］。

[38 ページ Quiz 解答]
①He is Paul Webb.（ポール・ウェブです）　②He is a police officer.（警察官です）　③He is 32 years old.（32歳です）

Chapter 2　やけどの患者の診察介助

Useful phrase

Hold on just a little.

ちょっと我慢してくださいね。

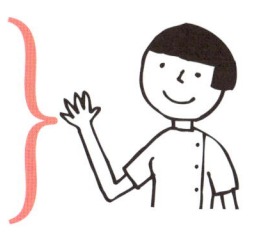

Dr：**Let me** start.

N：It might feel cold when the doctor washes your arm.

W：**Ouch**!

N：**Hold on** just a little.
　　It's **almost over**.
　　Please **stay still**.

Dr：OK. This is it.
　　I'll **prescribe** an **antibiotic** and a **painkiller**.
　　The nurse will **bandage** it **up** for you.

Let me ～
～させてください，～します

ouch (アウチ)
痛いっ

hold on
我慢する，もちこたえる

almost over
ほとんど終わって，終わったも同然で

stay still
じっとしている

prescribe
～を処方する

antibiotic (アンティバイオーティック)
抗生物質

painkiller
痛み止め

bandage up ～
（患部）に包帯をする

患者さんに処置について伝える　　and more

患者さんに，どんな感じがするかを伝えるときの言い方を練習しましょう。

- This might hurt a little.　　少し痛いですよ。
- This might feel a little warm.　　少し熱いですよ。
- This might prick a little.　　少しチクッとしますよ。
- This will make you feel better.　　楽になりますよ。

＊自分がこれから始める処置について話す時は this を使います。上の会話では，医師が行う処置について話しているため it を使っています。
＊よくなることを言うときは，will を使って力強く言います。

041

外来編 Chapter 2

04 包帯を巻き，処置後の注意事項を伝える

消毒した傷口を保護するために，看護師（N）が包帯を巻いています。ホワイトさん（W）は診察が終わり，ようやくリラックスしてきたようです。

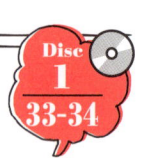

Disc 1 33-34

Quiz

イラストの人物に関する質問に答えましょう。

❶ What is Mr. Smith doing now?
スミスさんは今，何をしていますか。

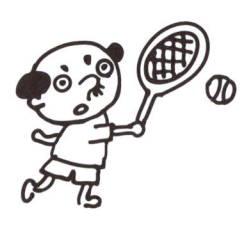

❷ What are the boys doing now?
男の子たちは今，何をしていますか。

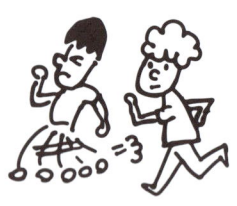

☞答えは 44 ページ

N：痛かったら言ってくださいね。

W：あの，ちょっと緊張してしまい，きちんと聞いていなかったのですが。先生は何とおっしゃっていましたか。

N：感染しているとおっしゃっていました。抗生物質と痛み止めが処方されましたよ。

W：わかりました。ありがとうございます。

●ナースが包帯を巻き終えると

W：今日はこれで終わりですか。

N：そうです。傷口を濡らさないようにして，しばらくは毎日消毒しに来てください。

W：はい，明日また来ます。

N：お大事に。

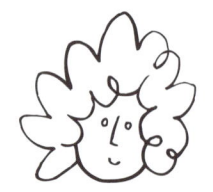

解説

◆「傷口を濡らさないように」という日本語の表現も，Don't get the affected area wet. などと don't を使って長い表現で言うよりは，Keep the affected area dry. または Keep it dry. のような短い表現がストレートでよいでしょう。40 ページの解説同様，don't はあまり繰り返されると気持ちのいいものではありません。

◆have it disinfected は「（患部を）消毒してもらう」，have it bandaged up は「（患部に）包帯を巻いてもらう」という意味です。このように「〈物〉に対して何かをしてもらう」は，してもらう人（〈物〉を所有する人）を主語にして「have+目的語〈物〉+過去分詞」で表現できます。

【40 ページ Quiz 解答】
①They are Jane and Mary.（ジェーンとメアリーです）　②They are nurses.（看護師です）　③They are 23 years old.（23歳です）

042

Chapter 2　やけどの患者の診察介助

Useful phrase

Keep the affected area dry.

傷口は濡らさないようにしてください。

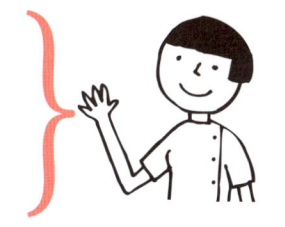

N : Please tell me if it hurts.

W : Well, I was a little **nervous** and I wasn't really **paying attention**. What did the doctor say?

N : He said that it **was infected**. He prescribed an antibiotic and a painkiller for you.

W : I see. Thanks.

W : Will that be all for today?

N : Yes. **Keep** the **affected area dry**, and please come back to **have** it **disinfected** every day **for some time**.

W : OK. I'll be back tomorrow.

N : Please **take care**.

nervous
緊張している

pay attention
注意して聞く

be infected
感染している

keep ～ dry
～を乾いたままにしておく，濡らさないようにする

affected area
患部

have ～ disinfected
～を消毒してもらう

for some time
しばらくの間

take care
お大事に

Keep your … ～. …を～していてください　　　and more

Keep your ～ …. を使って，「～していてください」という表現を練習しましょう．

- Keep your arm up.　　　　　　　腕を上げていてください．
- Keep your arm down.　　　　　 腕を下げていてください．
- Keep your knees bent like that.　そのまま両膝を曲げていてください．
- Keep your mouth open.　　　　 口を開けていてください．
- Keep your eyes shut.　　　　　　目を閉じていてください．

043

外来編 Chapter 3 大腸内視鏡検査の各種説明と介助

01 検査前にしてもらうことを説明する

健康診断で便潜血が陽性だった男性（ダグラスさん：D）が，精密検査のために来院しています。診察が終わり，検査の説明を受けるためにカンファレンスルームに入って来ました。
※N：看護師

Disc 1 35-36

Quiz

それぞれの文章を，英語の質問文に変えましょう。

❶ スミスさんはお酒を飲むのが好きです。
（　）Mr. Smith（　）drinking?

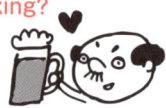

❷ あなたは今とても忙しい。
（　）you very busy now?

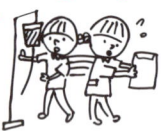

❸ ジェーンさんは先週風邪でした。
（　）Jane（　）a cold last week?

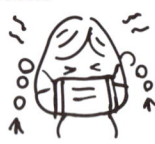

☞答えは46ページ

N：ジョン・ダグラスさんですね。
　　今日，担当する看護師の中川京子です。
　　大腸内視鏡検査を行う前にしていただくことをご説明します。

D：お願いします。

● 検査説明書を渡しながら

N：まず，大腸内視鏡検査の前日は，
　　検査食を食べて，寝る前に下剤を飲んでください。

　　検査食も下剤も1階の薬局で買えます。

● 同意書を渡しながら

N：検査の日には，この同意書にサインをして持ってきてください。

D：わかりました。

N：どなたか付き添いの方に来ていただくことはできますか。

D：妻に頼もうと思います。

解説

◆「検査」は examination でなく test を使うので注意しましょう。examination と言うと「診察」の意味になってしまいます。

◆「付き添いの人に来てもらう」は，have someone accompany you［直訳：誰かに付き添ってもらう］がよいでしょう。42ページと同様に，ここの have も「～してもらう」という意味で使われています。ただ，目的語が「物」ではなく「人」なので，過去分詞ではなく動詞の原形が来るというのが基本になります。

・「have + 目的語〈物〉+ 過去分詞」＝〈物〉に対して何かをしてもらう。
・「have + 目的語〈人〉+ 動詞の原形」＝〈人〉に何かをしてもらう。

【42ページ Quiz 解答】
①He is playing tennis.（テニスをしています） ②They are running.（走っています）

Useful phrase

Is it possible to have someone accompany you?

どなたか付き添いの方に来ていただくことはできますか。

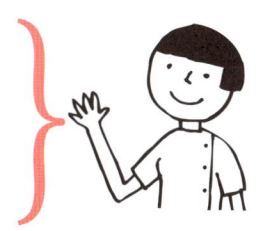

N : Mr. John Douglas.
My name is Kyoko Nakagawa. I'm your nurse today.
I'm going to explain what we **would like you to do** before the **colonoscopy**.

D : OK.

N : First of all, on the day before the colonoscopy,
you'll have to **have a special diet** and **take a laxative** before you go to bed.
You can buy the special food and laxatives at the **pharmacy** on the first floor.

N : Please **sign** this **consent form** and **bring** it **with you** on the day of the test.

D : I see.

N : Is it possible to have someone **accompany** you?

D : Maybe I'll ask my wife.

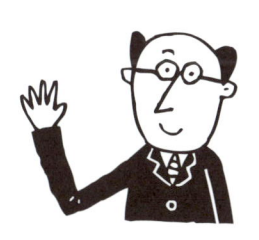

---

would like you to do
あなたにしていただきたい

colonoscopy
大腸内視鏡検査

have a special diet
（検査のための）特別食を食べる

take a laxative (ラクサティヴ)
下剤を飲む

pharmacy
薬局

sign
〜にサインする，〜に署名する

consent form
同意書

bring 〜 with you
〜を持ってくる

accompany
〜に付き添う

Is it possible to 〜?　〜は可能ですか　　and more

Is it possible to 〜? を使って，「〜は可能ですか」という表現を練習しましょう。

- Is it possible for you to come back tomorrow?　明日またいらっしゃることは可能ですか。
- Is it possible for you to eat some food?　何か召し上がることができますか。
- Is it possible to ask someone to come with you?　どなたかに一緒に来てもらうことは可能ですか。
- Is it possible to ask someone to drive you here?　どなたかに運転してここまで連れて来てもらうことは可能ですか。

＊この表現は純粋に可能性を聞くときに使います。「可能だとほぼわかっているけれど，構わないでしょうか」と聞くときには Would you mind waiting for ten more minutes?（あと10分待っていただいてかまいませんか）のように言います。

045

外来編 Chapter 3

02 検査当日，洗腸の具合を確認する

大腸内視鏡検査の日が来ました。検査準備室に入ったダグラスさん（D）は，大腸をきれいにするための洗腸液を飲み，それから何度もトイレに行っています。
※N：看護師

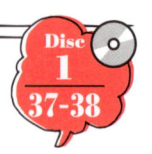

Disc 1 37-38

Quiz

カッコに単語を入れて，①〜②の文章を完成させましょう。

❶スミスさんは水泳が好きですが，今は泳ぎたくありません。
Mr. Smith likes (　)，but he doesn't want (　)(　) now.

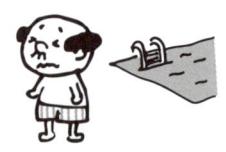

❷ポールはハイキングが好きで，山に行く計画を立てています。
Paul likes (　) and he is planning (　)(　) to the mountain.

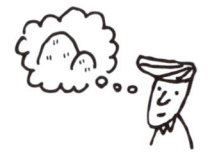

☞答えは48ページ

N：ダグラスさん，便はどんな色でしたか。

D：ええっと，茶色っぽかったです。

N：もうちょっとですね。

D：そうですか。
　　もうヘトヘトです。

N：次の便は流さないでくださいね。
　　確認しに行きますから。
　　トイレの中の呼び出しボタンを押せばいいですよ。

D：わかりました。

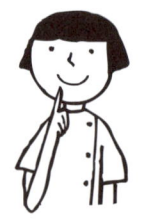

解説

◆「便」はstoolと覚えておくと便利です。幼児語ではpooやNo. 2などとも言いますが，大人には使いません。和英辞典にはexcrement, fecesなども「便」を表す単語として載っていますが，これらは専門的な用語なので，医療スタッフが患者さんに使うにはstoolがよいでしょう。

◆You are almost there［直訳：ほとんど（行くべき所まで）来ている］は，「もうちょっとです」という意味です。何かをしている患者さんが，ほとんどできていてあと少し，というときに使います。

【44ページ Quiz 解答】
①Does / like ②Are ③Did / have

046

Chapter 3 大腸内視鏡検査の各種説明と介助

Useful phrase

Can you tell me what color your stool was?

便はどんな色でしたか。

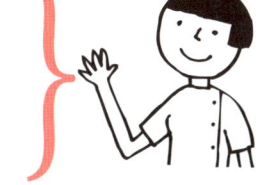

N : Mr. Douglas, can you tell me what color your **stool** was?

D : Well, it was **brownish**.

N : **You are almost there**.

D : Is that right?
I'm **exhausted**.

N : Please don't **flush** your next stool.
I'll **take a look at** it **to make sure**.
Just **press** the **call button** in the toilet.

D : Oh, I see.

---

stool
便

brownish
茶色っぽい

you are almost there
もうちょっとです

exhausted（イグゾースティッドゥ）
ヘトヘトの

flush
（トイレの水を）流す

take a look at 〜
〜を見る

to make sure
確認のため

press
〜を押す

call button
呼び出しボタン

表現に配慮が必要なもの　　and more

排せつ物などは，表現に配慮が必要です。次のような表現を覚えましょう。

• urine	尿	• Were you able to urinate?	お小水が出ましたか。
• urinate	排尿する	• Did you have a bowel movement?	お通じがありましたか。
• stool	便	• Did you pass wind?	おならがでましたか。
• have a bowel movement	排便する		
• gas	おなら		
• pass gas / pass wind	おならをする		

＊医療関係者は一般的にこれらの表現を使いますが，日常会話ではもう少し婉曲に，排尿，排便について Did you go to the bathroom? Did you go? などがよく使われます。

【44 ページ Quiz 解説】
「風邪をひく」と言うときは catch a cold，「風邪である」という状態を言うときは have a cold となります。

外来編 Chapter 3

03 内視鏡検査の介助をする

腸の洗浄を終え，ダグラスさん（D）は点滴を受けながら内視鏡室に案内されました。医師（Dr）と看護師（N）が検査の準備を整えて待っています。

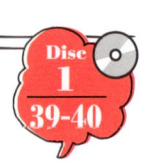

Disc 1 39-40

Quiz

Would you like something ～?（～はいかがですか）を使って，お客様にいろいろなものをすすめましょう。

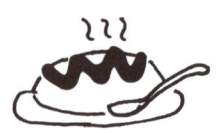

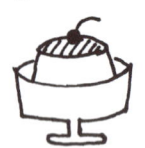

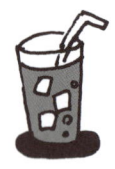

❶ 温かい物

❷ 甘い物

❸ 冷たい飲み物

☞答えは 50 ページ

N：ここに左側を下にして横になってください。
　　　膝を曲げて体の力を抜いてくださいね。

D：わかりました。

Dr：軽い麻酔薬を入れますね。
　　　少しウトウトしますよ。

● 内視鏡検査が始まりました。看護師は少しもうろうとしているダグラスさんの背中をゆっくりとさすっています

N：（検査は）順調に進んでいますよ。
　　　気分は悪くないですか。

D：ええ，大丈夫のようです。

● ようやく内視鏡検査が終わりました

Dr：ダグラスさん，終わりましたよ。
　　　小さいポリープがあったので生検に出すために取り除きました。

D：え，何か問題があるんでしょうか。

Dr：何でもないと思いますが，念のために生検をします。
　　　1 週間後に結果を聞きに来てください。

解説

◆This is going just fine. は「順調に進んでいますよ」という表現です。覚えておくと便利な言葉です。検査などが進行中で，それが順調なときに使えます。そう言ってもらうだけで患者さんは安心できます。このような声かけは大切ですね。

◆「左側を下にして横になってください」は Lie down on your left side.，「仰向けになってください」は Lie down on your back.，「うつ伏せに～」なら Lie down on your stomach. となります。

【46 ページ Quiz 解答】
①swimming / to swim　②hiking / to go

Chapter 3　大腸内視鏡検査の各種説明と介助

Useful phrase

This is going just fine.

（検査は）順調に進んでいますよ。

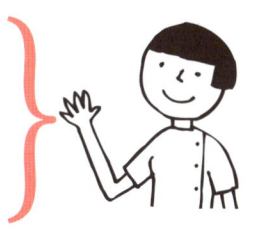

N ： Please **lie down** here **on your left side**.
　　Bend your **knees** and **relax**.

D ： All right.

Dr ： I'll give you some mild **anesthetic**.
　　You'll be a little **drowsy**.

N ： This is **going just fine**.
　　Are you feeling OK?

D ： Yes, I think so.

Dr ： **This is it**, Mr. Douglas.
　　We found a little **polyp** and **removed** it for **biopsy**.

D ： Oh, is that something to worry about?

Dr ： It might be nothing at all, but we'd like to do a biopsy **to be sure**.
　　Please come back **in a week** for the results.

---

lie down
横になる

on one's left side
左側を下にして

bend
〜を曲げる

knee
膝

relax
体の力を抜く

アネステティック
anesthetic
麻酔薬

ドゥラウズィ
drowsy
ウトウトする

go just fine
順調に進む

this is it
終わりです

polyp
ポリープ

remove
〜を取り除く

バイオプスィ
biopsy
生検

to be sure
念のため

in a week
1週間後に

患者さんに体のどこかを曲げてもらう

and more

患者さんに体のどこかを曲げてもらうときの言い方を練習しましょう。

- Bend your elbows.　　両ひじを曲げてください。
- Tilt your head.　　　　頭を傾けてください。
- Bend yourself.　　　　腰を曲げてください。
- Bend your toes.　　　足の指を曲げてください。

【46ページ Quiz 解説】
〜ing は，趣味など普段から行っている一般的な行動を表します。to 〜 は，ある特定の場合の行動を表します。

049

外来編 Chapter 3

04 検査後の注意事項を伝える

ダグラスさん（D）は回復室に移動し，ソファーベッドで休んでいます。横には奥さん（W）が付き添っています。
※N：看護師

Disc 1 41-42

Quiz

カッコに単語を入れて，店員と客の会話を完成させましょう。

A いらっしゃいませ。
May I ( ) you?
何かお探しですか。
( ) you looking
( ) something?

B いいえ，見ているだけです。
( ), I'm just ( ) around.

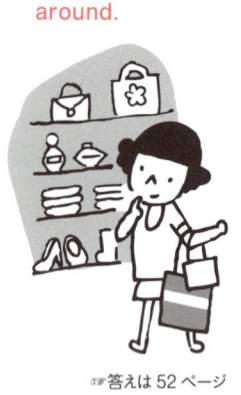

☞答えは 52 ページ

N：すべて終わりましたよ。
　　気分はいかがですか。

D：終わってホッとしています。

N：ポリープを取ったので，消化のよいものを食べてくださいね。

D：会社に行っても大丈夫ですか。

N：問題ないですよ。
　　ただ，血の混じった便や黒い便が出たり，発熱や腹痛があったときは連絡してください。

W：はい。私も気をつけるようにします。
　　もう帰っていいですか。

N：ここで1時間ほど休憩してからお帰りください。

解説

◆「消化のよいもの」という英語表現は food that is easy on your stomach［直訳：あなたの胃に優しい食べ物］がよいでしょう。「消化の悪いもの」は food that is hard on your stomach，「おなかをこわさないもの」は food that will not upset your stomach（upset：～の調子を狂わせる）と表現できます。

◆「～してもいいですか」と許可を求めるときの表現として，Is it OK to ～? を覚えておくと便利です。

【48 ページ Quiz 解答】
①Would you like something warm (to eat)?（温かい物はいかがですか）　②Would you like something sweet?（甘い物はいかがですか）
③Would you like something cold to drink?（冷たい飲み物はいかがですか）

Chapter 3 大腸内視鏡検査の各種説明と介助

Useful phrase

Please have food that is easy on your stomach.

消化のよいものを食べてください。

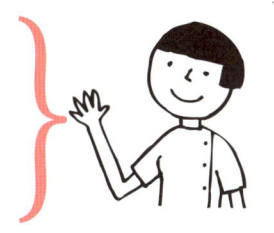

N : It's **all done**.
How do you feel?

D : I'm so **relieved it's over**.

N : We removed a polyp, so please have food that is **easy on your stomach**.

D : Can I **go to work**?

N : I'm sure it will be no problem.
But please **let** us **know** if you have a **bloody** or black stool, or have a **fever** or **stomachache**.

W : OK. I'll **keep** that **in mind**.
Is it OK to go back now?

N : Please **rest** here for about an hour before you go back.

---

all done すべて終わって

relieved ホッとした，安心した

it's over 終わる

easy on one's stomach 消化のよい

go to work 仕事（会社）に行く

let ～ know ～に連絡する，～に知らせる

bloody 血の混じった

fever 熱

stomachache（ストマケィク） 腹痛

keep ～ in mind ～を心に留めておく

rest 休憩する

痛みの表現 　　　　　　　　　　　　　　　　　　　and more

いろいろな痛みの表現を覚えましょう。

- a headache　　頭痛
- a toothache　　歯痛
- an earache　　耳痛
- chest pain　　胸痛
- a sore throat　　咽頭痛

- a backache　　背中の痛み，腰痛
- lower back pain　　腰痛

＊Do you have a headache? など，前に冠詞（a, an）がつくものが多いですが，chest pain などつかないものもあります。丸ごと覚えてしまいましょう。

051

外来編 Chapter 4 救急患者と家族への対応

01 胸の圧迫感で男性が救急搬送される

朝食の後，庭で草刈りをしているときに突然胸の圧迫感におそわれた男性（ギブソンさん：G）が，救急車でサクラ病院に運ばれて来ました。
※ N：看護師

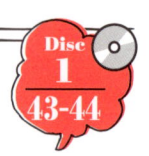

Disc 1 43-44

Quiz

カッコに単語を入れて，文章を完成させましょう。

❶ ポールは私よりも背が高い。
Paul is (　)(　) me.

❷ ポールはクラスで一番背が高い。
Paul is (　)(　) in his class.

❸ ジェーンはポールよりずっと背が低い。
Jane is (　)(　)(　) Paul.

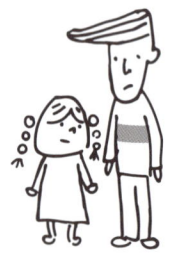

☞答えは 54 ページ

● ストレッチャーに乗ったまま救急外来へ

N：ここは病院ですよ。
　　もう大丈夫です。
　　お名前を言えますか。

G：う〜。マイケル，マイケル・ギブソン…。

N：どうされたか，お話しできますか。

G：急に胸が苦しくなって…。

N：わかりました。
　　では，ベッドに移ってもらいますよ。
　　楽にしていてくださいね。私たちがしますから。

● ベッドに移ったところで

N：ギブソンさん，何か持病はありますか。

G：糖尿病で，インスリンを使っています。

N：わかりました。
　　では，いろいろなモニターを付けますね。
　　採血や点滴もしますよ。

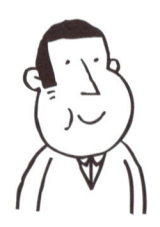

解説

◆「もう大丈夫です」と言いたいときは，Everything will be fine. だけでなく，There's nothing to worry about. でもよいですね。ただ，患者さんの現在の状態は大丈夫とは言えないので，ここで You are all right. は使えません。

◆「持病」は chronic illness［直訳：慢性の病気］という言い方がよいでしょう。現在胸が苦しいという問題があるわけですから，「持病」を使わずに，Do you have any other health issues?（他に健康上の問題はありますか）などと聞くこともできます。

052

【50 ページ Quiz 解答】
A：help / Are, for　B：No, looking

Useful phrase

Do you have any chronic illnesses?

何か持病はありますか。

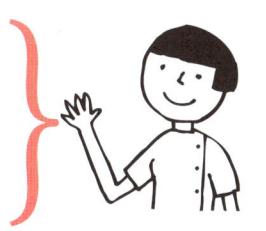

N : You are at the hospital now.
Everything will be fine.
Can you tell me your name?

G : Urm. Michael, Michael Gibson...

N : Do you think you can tell me what **happened**?

G : I **suddenly** started to have **chest** pains...

N : I see.
OK. Now we**'d like you to lie down** on the bed.
Just relax and **let us move you**.

N : Do you have any **chronic illnesses**, Mr. Gibson?

G : I'm **diabetic**. I take **insulin**.

N : I see.
OK. Now we'll have to **put** some monitors **on** you.
We need to **take a blood sample**, and also we'll **put** you **on a drip**.

---

happen
起こる

suddenly
急に

chest
胸

would like you to lie down (on the bed)
（ベッドに）横になってもらいたい
［ここでは「ベッドに移ってもらいますよ」と意訳］

let us move you
（私たちが）動かします

chronic illness
持病

diabetic
糖尿病の

insulin
インスリン

put ~ on...
…に~を付ける

take a blood sample
採血する

put ~ on a drip
~に点滴をする

Do you have ~?　~はありますか

and more

Do you have ~? を使って，「~はありますか」という表現を練習しましょう。

- Do you have any allergies?　　　アレルギーはありますか。
- Do you have pain?　　　　　　　痛みはありますか。
- Do you have a cough?　　　　　　咳はでますか。
- Do you have a fever?　　　　　　熱はありますか。
- Do you have any other symptoms?　他に症状はありますか。

053

外来編 Chapter 4

02 家族に病状と治療方針を説明する

ギブソンさんに付き添ってきた娘さん（D）が，救急外来の待合室で心配そうに待っています。
※ N：看護師　Dr：医師

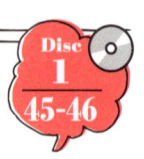

Quiz

カッコに単語を入れて，文章を完成させましょう。

❶その本はこれよりも面白い。
The book is (　)(　) than this.

❷この本はあの本よりずっと面白い。
This book is (　)(　)(　)than that.

❸その本は私がもっている本の中でいちばん面白い。
The book is (　)(　)(　) of all the books I have.

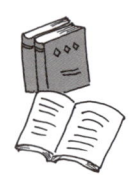

☞答えは56ページ

N：ギブソンさんのご家族の方ですね。

D：はい。娘です。
　父は大丈夫でしょうか。

N：(お父様のことは) 安心してお任せください。
　もうすぐ先生が説明に来ます。
　もう少しお待ちください。

●しばらくして，娘さんが処置室に呼ばれました。そこに医師が来て

Dr：マイケル・ギブソンさんの娘さんですね。
　医師の立川です。
　お父様は軽い心臓発作を起こしたと思われます。
　血流を回復させる心臓カテーテル治療を行うのが一番よいと思います。

●心臓カテーテル治療について説明した後

Dr：この治療に同意していただけるなら，同意書にサインをお願いします。

D：はい，わかりました。
　父を助けてください。

解説

◆He is in good hands. の「(お父様のことは) 安心してお任せください」は，知っていると便利な表現です。この場面のように，家族から「大丈夫でしょうか」とたずねられて「大丈夫です」と断言できる立場ではないときにも使えます。患者さんに直接言う場合は You are in good hands. となります。

◆急性心筋梗塞は医学用語では acute myocardial infarction ですが，患者さんには heart attack の方がわかりやすいですね。専門用語が多くならないよう気をつけましょう。

054

[52ページ Quiz 解答]
①taller than　②the tallest　③much shorter than

Chapter 4 救急患者と家族への対応

Useful phrase

He is in good hands.

（彼のことは）安心してお任せください。

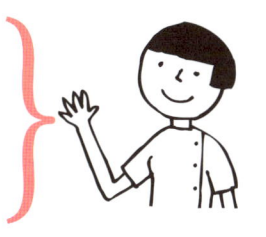

N : Are you a family member of Mr. Gibson's?

D : Yes. I'm his daughter.
Is he all right?

N : He **is in good hands**.
The doctor will come to talk to you soon.
Please wait a little longer.

Dr : I understand you are Mr. Michael Gibson's daughter.
I'm Dr. Tachikawa.
It **appears** that your father has had a mild **heart attack**.
I think **it is best to perform cardiac catheterization** to **restore** the **flow** of blood.

Dr : Please sign the **consent form** if you **agree to** this treatment.

D : Yes, I understand.
Please help my father.

---

be in good hands
〜を安心して任せておける状態である

appear
〜と思える

heart attack
心臓発作

It is best to 〜
〜するのが一番よい

perform
〜を行う，〜を実施する

cardiac catheterization
心臓カテーテル治療

restore
〜を元の通りにする

flow
流れ

consent form
同意書

agree to 〜
〜に同意する

I'll come to 〜. 〜しに来ます　　and more

I'll come to 〜. を使って，「〜しに来ます」という表現を練習しましょう。

- I'll come to take your temperature.　熱を測りに来ます。
- I'll come to take you there.　（お連れするために）迎えに来ます。
- I'll come and call you.　呼びに来ます。
- I'll come to check on you.　様子を見に来ます。

【52ページ Quiz 解説】
比較級（より〜である）は基本的には形容詞の語尾に -er を，最上級（最も〜である）は語尾に -est を付けた形です。

055

外来編 Chapter 4

03 患者にカテーテル治療の説明をする

ギブソンさん（G）はモニターを付けてベッドで安静にしています。
※ Dr：医師　N：看護師

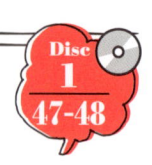

Quiz

カッコに単語を入れて、文章を完成させましょう。

❶ スミスさんは歌がうまい。
Mr. Smith sings (　).

❷ ポールはスミスさんよりも歌がうまい。
Paul sings (　)(　) Mr. Smith.

❸ いちばん歌がうまいのはジェーンだ。
Jane sings (　)(　) of all.

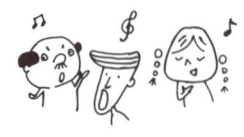

☞答えは58ページ

Dr：ギブソンさん，検査の結果をみると，心臓の血管が詰まっているようです。
カテーテルを使って血管を広げる治療が必要です。

G：それはかなり痛いですか。

N：局所麻酔をするから痛くないですよ。
治療中に気分が悪くなったら言ってください。
私たちがずっとそばにいます。

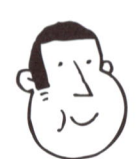

解説

◆これからの治療について「痛くない」と言うときには，It won't be painful. などのように未来の表現を使うことに注意しましょう。
◆We'll be here the whole time.（ずっとそばにいますよ）などと声をかけることで，不安でたまらない患者さんが安心した気持ちになると思います。心をこめて言うことが大切ですね。

【54ページ Quiz 解答】
①more interesting　②much more interesting　③the most interesting

Chapter 4　救急患者と家族への対応

Useful phrase

We'll be here the whole time.

私たちがずっとそばにいます。

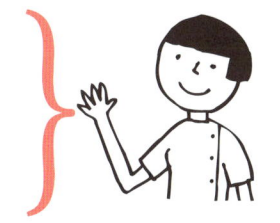

Dr : Mr. Gibson. The **test results show** that a **blood vessel** near your heart **is obstructed**.
We need to **widen** the vessel using a **catheter**.

G : Will it be very painful?

N : We'll use **local anesthetic**, so it **won't** be painful.
Please let us know if you **feel sick** during the treatment.
We'll be here **the whole time**.

---

test results
検査結果

show
〜を示す

blood vessel
血管
※ vessel だけでも血管の意味がある

be obstructed
ふさがっている

widen
広げる

catheter（キャセター）
カテーテル

local anesthetic（アネステティック）
局所麻酔

won't
will not の短縮形

feel sick
気分が悪い，むかむかする

the whole time
（その間）ずっと

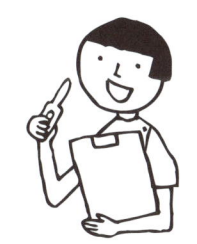

Please let me know if 〜.　〜だったら言ってください　　and more

Please let me know if 〜. を使って，「〜だったら言ってください」という表現を練習しましょう。

- Please let me know if there is a problem.　　何か問題があったら言ってください。
- Please let me know if it beeps.　　ピッと鳴ったら言ってください。
- Please let me know if it hurts.　　痛みがあったら言ってください。
- Please let me know if there's anything you don't understand.　　わからないことがあったら言ってください。

【54 ページ Quiz 解説】
長い形容詞（音節が 3 つ以上の語）の比較級・最上級は，形容詞の前に more および most を付けます。

057

外来編 Chapter 4

04 術後の注意事項と今後のことを説明する

心臓カテーテル治療が終了しました。ギブソンさん（G）の胸の圧迫感は治まったようです。
※ N：看護師　Dr：医師

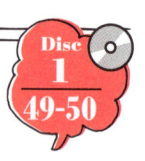

Disc 1 49-50

N：お疲れ様でした。
　　無事に終わりましたよ。

● 穿刺部を止血しながら

N：傷口から血が出ないように押さえますね。
　　傷が落ち着く明日の朝まで，体をあまり動かさないようにしてください。

G：はい。

Dr：カテーテル治療はとてもうまくいきましたが，
　　しばらく入院していただき治療をする必要があります。

G：娘に会えますか。

N：病室に移動したらお呼びしますね。

G：ありがとうございます。

Quiz

カッコに単語を入れて，会話を完成させましょう。

A 何になさいますか。
Would you ( ) to order?

B 紅茶をください。
I'd ( ) a cup of tea.

A ダージリンとセイロンがありますが。
We have Darjeeling and Ceylon.

B ダージリンをください。
I'll ( ) Darjeeling.

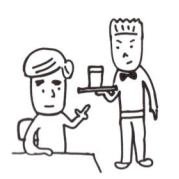

☞答えは60ページ

解説

◆無事に終わったことを伝える表現としては，Everything went very nicely. のほか，Everything went fine. も使えます。

◆名詞形の blood（血液）に対応する動詞形は bleed（過去・過去分詞形は bled）です。日本語の「血が出る」を英語で言うときは，主語が「血」ではなく「傷口」になります。したがって，「血が出ないように」は so that it won't bleed［直訳は，（傷口が）出血しないように］となります。He is bleeding.（彼は出血しています）のように，「人」が bleed の主語になることもあります。また，so that～［～する（しない）ように］も覚えておくと便利な表現です。

【56ページ Quiz 解答】
①well　②better than　③the best

058

Chapter 4 救急患者と家族への対応

Useful phrase

Let me press here on the wound so that it won't bleed.

傷口から血が出ないように押さえますね。

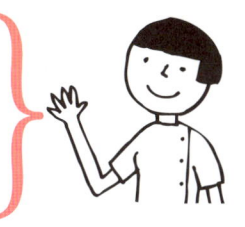

N : **This is it**.
Everything went very nicely.

N : Let me **press** here on the **wound** so that it won't **bleed**.
Please try not to **move around** until it **heals** tomorrow morning.

G : OK.

Dr : The **catheterization** went very well,
but you will have to **be hospitalized for some time** for treatment.

G : Can I see my daughter?

N : We'll call her when you are moved to your **hospital room**.

G : Oh, thank you.

This is it
終わりです［ここでは「お疲れ様でした」と意訳］

press
〜を押さえる

wound (ウゥーンドゥ)
傷口

bleed
出血する

move around
動き回る

heal
癒える

catheterization (キャセタリゼイション)
カテーテル治療

be hospitalized
入院する

for some time
しばらくの間

hospital room
病室（patient's room とも言う）

Please don't 〜. 〜しないようにしてください　　*and more*

Please don't 〜. を使って，「〜しないようにしてください」という表現を練習しましょう。

- Please don't apply too much ointment.　薬を塗りすぎないようにしてください。(ointment：軟膏)
- Please don't drink.　お酒は飲まないようにしてください。
- Please don't smoke.　タバコは吸わないようにしてください。
- Please try not to scratch it.　かかないようにしてください。

＊薬についての注意や生活指導では，はっきり指示する必要があるので，Please don't 〜. の形も多く使われます。

外来編 Chapter 5　人間ドックで患者の検査に付き添う

01　日帰り人間ドックの女性が受付に来る

日帰り人間ドックを予約していた女性（アンダーソンさん：A）が受付（R）にやって来ました。
※N：看護師

Disc 1　51-52

Quiz

try を使って，店員に①〜③の質問をしましょう。

❶ このシャツを試着していいですか。

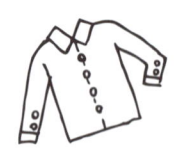

❷ この靴を履いてみていいですか。

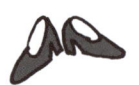

❸ このスカートをはいてみていいですか。

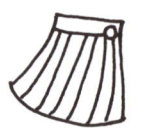

☞答えは 62 ページ

A：こんにちは。キャサリン・アンダーソンです。
　　インターネットで人間ドックの予約をしています。

R：こんにちは。先日お送りした問診票を持って来られましたか。
　　それから便と痰の検体もお持ちですか。

A：はい。これです。

R：では，担当の看護師がすぐに参ります。
　　ここでお待ちください。

●受付へ担当看護師がやって来ました

N：こんにちは。キャサリン・アンダーソンさんですね。
　　今日あなたを担当する看護師の松本由美子です。
　　朝食は抜いて来られましたか。

A：はい，抜いて来ました。

●検査着を渡しながら

N：更衣室でこれに着替えてください。
　　検査には私がご案内します。

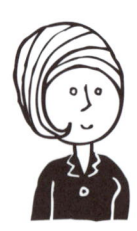

解説

◆「人間ドック」は，complete physical examination や，examination を入れずに complete physical，または comprehensive medical examination などと呼ばれます。「人間ドック」というのは日本語の俗称ですから，そのまま英語にして human dock と言っても通じません。

◆29 ページでは痰は phlegm となっていますが，今回のように口から体の外に出たものを指す場合は，sputum と言います。

[58 ページ Quiz 解答]
like / like / have

060

Useful phrase

Please change into this in the changing room.

更衣室でこれに着替えてください。

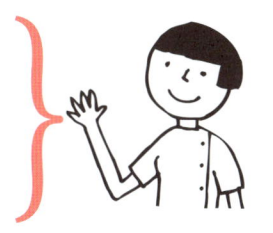

A : Hello. I'm Catherine Anderson.
I have **made a reservation for** a **complete physical examination online**.

R : Hello. Do you have the **questionnaire** we sent you?
Do you also have a **stool sample** and a **sputum** sample with you?

A : Yes. Here they are.

R : OK. The **nurse in charge** is going to come soon.
Please wait here.

N : Hello. You are Ms. Catherine Anderson?
I am Yumiko Matsumoto, your nurse today.
Did you **skip** breakfast?

A : Yes, I did.

N : Please **change into** this in the **changing room**.
I'll **take you to** each place you need to go.

---

make a reservation for ~
～の予約をする

complete physical examination
人間ドック

online
インターネットで

questionnaire
問診票

stool
便

sample
検体

sputum (スピュータム)
痰

nurse in charge
担当する看護師

skip
～を抜く

change into
～に着替える

changing room
更衣室

take you to ~
（あなたを）～に連れていく

Did you ~? ～はしましたか

Did you ~? を使って，「～はしましたか」という表現を練習しましょう。

- Did you take your medicine? 　　薬は飲みましたか。
- Did you feel any pain? / Did it hurt? 　痛みはありましたか。
- Did you have a fever? 　　熱は出ましたか。
- Did you have breakfast? 　　朝食は食べましたか。
- Did you make a reservation? 　予約はしましたか。

and more

【58ページ Quiz 解説】
「～をください」は，I'd like ～, I'll have ～のほか，I'll take ～という言い方もよく使われます。

061

外来編 Chapter 5

02 採血の前の確認をする

アンダーソンさん（A）の検査は順調に進んでいます。次は血液検査です。
※ N：看護師

Disc 1
53-54

Quiz

カッコに単語を入れて，文章を完成させましょう。

❶ ジェーンはアメリカに住んでいた（今は住んでいない）。
Jane ( ) ( ) America.

❷ ジェーンは去年から東京に住んでいる（今も住んでいる）。
Jane ( ) ( ) ( ) Tokyo since last year.

❸ ジェーンは東京に住んでいる（今も住んでいる）。
Jane ( ) ( ) Tokyo.

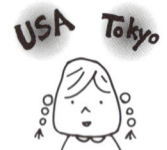

☞ 答えは 64 ページ

● 採血台の前のいすを示しながら
N：アンダーソンさん，こちらにお座りください。

● 採血管に貼ってあるシールの名前を見せながら
N：お名前を確認してください。
　これで間違いないですか。

A：はい。

N：採血のときに気分が悪くなったことがありますか。
　消毒用のアルコールでかぶれたことはありますか。

A：いいえ。

N：では，ここに腕を置いてください。

● 駆血帯で腕を縛りながら
N：親指を中にして手を握ってください。
　少しチクっとするかもしれません。

● 注射針を刺してから
N：手を開いて楽にしてください。
　終わりです。
　これ（カット綿）で5分間，ここを押さえていてくださいね。

解説

◆ make a fist で「手を握る」または「こぶしを作る」となります。「手をぎゅっと握る」なら make a tight fist です。with your thumb inside で「親指を中に入れて」という意味になります。

◆ 注射をするときなどに This might prick a little.（少しチクッとするかもしれません）と言うと，患者さんも心の準備ができます。しかも prick は hurt や pain ほど大きな痛みを想起させないため，不安感を増さずにすみます。覚えておきましょう。

[60 ページ Quiz 解答]
①May I try this shirt on?　②May I try these shoes on?　③May I try this skirt on?

Chapter 5 人間ドックで患者の検査に付き添う

Useful phrase

Make a fist with your thumb inside.

親指を中にして手を握ってください。

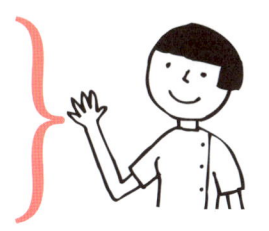

N : Ms. Anderson, please sit down here.

N : Please **make sure** this is your name.
Is your name **correct**?

A : Yes.

N : Have you ever felt sick during a **blood test**?
Have you ever **developed a rash** because of **rubbing alcohol**?

A : No.

N : OK. Please put your arm here.

N : **Make a fist** with your **thumb** inside.
This might **prick** a little.

N : Open your hand and relax.
This is it.
Please **hold** this here for five minutes.

---

make sure 〜
〜を確認する

correct
正しい

blood test
血液検査［ここでは「採血」と意訳］

develop a rash
かぶれる
※ rash：発疹，皮疹

rubbing alcohol (アルコホゥル)
消毒用アルコール

make a fist
手を握る
※ fist：握りこぶし

thumb (サム)
親指

prick
チクッとする

This is it
終わりです

hold
〜の状態のままにする，〜を押さえている

皮膚に現れる症状の表現　　and more

いろいろな皮膚の症状の表現を覚えましょう。

- rash　　発疹
- bruise　　あざ
- swelling　　むくみ，腫れ
- blister　　水ぶくれ
- lump　　しこり
- scratch　　擦り傷
- cut　　切り傷
- inflammation　　炎症

063

外来編 Chapter 5

03 眼底検査と眼圧検査を行う

次は眼科の検査です。看護師（N）が眼底検査と眼圧検査を行います。
※ A：アンダーソンさん

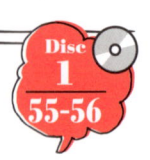

Quiz

カッコに単語を入れて，文章を完成させましょう。

❶ アメリカに行ったことはありますか。
(　) you (　) (　) to America?

❷ ありません。イギリスには行ったことがあります。
No, I haven't. I (　) (　) to England.

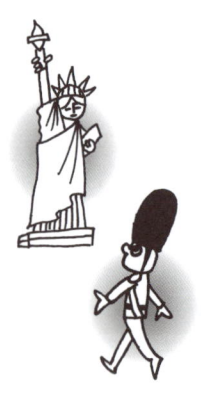

☞答えは66ページ

N：眼底検査をします。
目の裏側を調べる検査です。
座って，あごをここに載せて，額はここに付けてください。

A：はい。

N：フラッシュの光が当たりますが，目を開いていてくださいね。

● 眼底検査が終わり，眼圧測定機の前に移動してもらいます

N：次は眼圧検査をします。

● 眼底検査と同じ姿勢をとってもらい

N：目の前にある赤いライトを見ていてください。
ちょっとひと吹き，目に空気を当てます。
目を閉じないようにしてください。

解説

◆fundus には「底」という意味がありますが，ここでは ocular fundus（眼底）という意味で使っています。眼底検査は funduscopy などの医学用語もありますが，患者さんには fundus examination の方がわかりやすいでしょう。

◆眼圧は ocular pressure ですが，これもわかりやすく eye pressure などと言う工夫をしましょう。

◆空気を当てるときは，a small puff of air（ちょっとひと吹き）のように具体的に言うことが大切です。air だけだと，どの程度の量かわからず不安になる人もいるでしょう。

【62ページ Quiz 解答】
①lived in　②has lived in　③lives in

Chapter 5　人間ドックで患者の検査に付き添う

Useful phrase

We'll do an eye pressure test next.

次は眼圧検査をします。

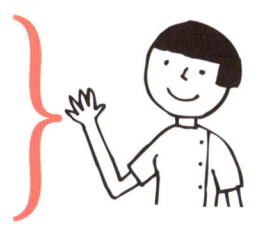

N : We need to do a **fundus examination**.
　　It's an examination of the back of the eye.
　　Please sit down, **rest** your **chin** here, and put your **forehead** here.

A : OK.

N : There will be a **flash**, but please keep your eyes open.

N : We'll do an **eye pressure test** next.

N : **Keep looking** at the red light in front of you.
　　A small **puff** of **air** will **blow** onto your eye.
　　Please try not to close your eyes.

ファンダス
fundus examination
眼底検査

rest
〜を置く，〜を休ませる

チン
chin
あご

forehead
額

flash
フラッシュ

eye pressure test
眼圧検査

keep looking
見ている（ままでいる）

puff
ひと吹き

air
空気

blow
吹く

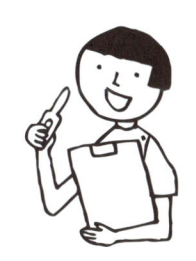

Keep 〜ing.　〜していてください

and more

Keep 〜ing. を使って，「〜していてください」という表現を練習しましょう。

- Keep holding it.　　　　　　それを持っていてください。
- Keep pressing the cotton.　　コットンを押さえていてください。
- Keep lying on the bed.　　　 ベッドに横になっていてください。
- Keep moving your fingers.　 指を動かし続けてください。

065

外来編 Chapter 5

04 腹部エコーと心電図検査の介助をする

アンダーソンさん（A）の検査も終盤になってきました。今度は腹部エコーと心電図検査です。
※N：看護師

Disc 1 57-58

Quiz

カッコに単語を入れて，文章を完成させましょう。

❶ ジェーンは1時間前に昼食を終えました。
Jane ( ) her lunch one hour ago.

❷ ジェーンはついさっき昼食を終えたところです。
Jane has ( ) ( ) her lunch.

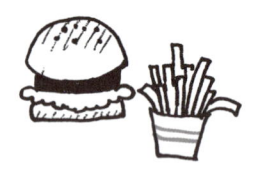

☞答えは68ページ

N：ここで腹部エコーをとります。
　　こちらを頭にして横になってください。

A：はい。

N：お腹を出しますね。
　　ジェルが少しひんやりしますよ。

● 臨床検査技師による検査が終わり

N：ジェルを拭き取りますね。

A：ありがとうございます。

N：今度は心電図をとります。
　　そのまま横になっていてください。
　　胸と手足に電極をつけます。
　　リラックスしてくださいね。

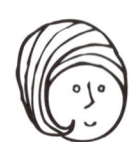

解説

◆ I'll have to ～という表現は，「検査のために必要なのでそうします」というニュアンスがあります。I'll expose your stomach. と言うよりも，I'll have to expose your stomach. と言った方が優しい響きになります。
◆ Let me wipe off the gel. の Let me ～は，直訳すると「私に～させてください」という意味です。今回の会話のように体に付いたジェルを拭き取ってあげるなど，相手のためになるようなことを行うときの表現として覚えておくと便利です。
◆ 心電図は ECG のほかに EKG という言い方もあります。

【64ページ Quiz 解答】
①Have, ever been　②have been

Chapter 5　人間ドックで患者の検査に付き添う

Useful phrase

I'll have to expose your stomach.

お腹を出しますね。

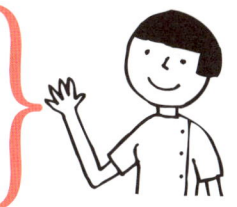

N : We're going to do **abdominal ultrasound imaging** here.
　　　Lie down with your head here.

A : OK.

N : I'll have to **expose** your **stomach**.
　　　The **gel** will feel a little cold.

N : Let me **wipe off** the gel.

A : Thank you.

N : Now we'll do an **ECG**.
　　　You can **keep lying** there.
　　　I'll put **electrodes** on your **chest**, **arms**, and **legs**.
　　　Please relax.

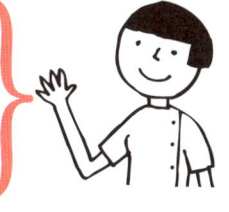

---

abdominal ultrasound imaging
腹部エコー
※ abdominal：腹部の

expose
〜を出す，〜をむき出しにする

stomach
お腹

gel
ジェル

wipe off
〜を拭き取る

ECG
心電図（electrocardiogramの略語）

keep lying
横になっている

electrode
電極

chest
胸

arm
腕

leg
脚（あし）

Please relax 〜.　〜の力を抜いてください　　　*and more*

Please relax 〜. を使って，「〜の力を抜いてください」という表現を練習しましょう。

- Please relax your shoulders.　　肩の力を抜いてください。
- Please relax your stomach.　　　お腹の力を抜いてください。
- Please relax your legs.　　　　　脚の力を抜いてください。
- Please relax your arms.　　　　　腕の力を抜いてください。

067

外来編 Chapter 5

05 マンモグラフィー検査の介助をする

最後の検査はマンモグラフィーの撮影です。検査室では放射線技師（X）が待っています。
※N：看護師　A：アンダーソンさん

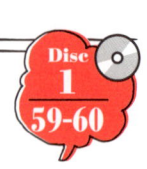

Disc 1 59-60

Quiz

以下の文章を，昨日あったことに言い換えましょう。

I am a little tired. Jane is a little tired, too. We are very sleepy today.

私は少し疲れています。ジェーンも少し疲れています。だから，私たちは今日とても眠いのです。

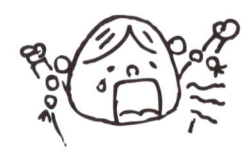

☞答えは70ページ

N：この機械で胸を挟みますね。
　　痛いかもしれませんが，とても重要です。
　　我慢できなかったら教えてくださいね。

A：わかりました。

X：では，左から始めます。
　　この線のところに立って，胸をここに載せてください。

●アンダーソンさんの手を正しい位置に誘導し

X：このまま動かないでください。

●乳房を機械で挟み，すぐにコントロール室に行きながら

X：息を吸って…，止めてください。

●撮影が終了しました

N：これで今日の検査はすべて終了です。
　　検査結果は2週間後にお送りします。
　　お疲れさまでした。

A：お世話になりました。

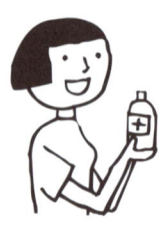

解説

◆乳房を指す場合はbreastが使われます。乳がんはbreast cancerです。
◆painfulやhurtなど「痛み」を想起する単語を使いたくない場合は，この会話のようにuncomfortableやdiscomfortなどを使います。It might be painful. と言われるとその言葉を聞くだけで痛いような気持ちになってしまうからです。
◆Thank you for your patience. は直訳すると「ご辛抱ありがとうございました」という意味ですが，相手を待たせたり，いろいろ面倒なことを我慢してもらったときに使える便利な表現です。
◆マンモグラフィーは，英語ではmammography（マモグラフィー）です。発音に注意しましょう。

【66ページ Quiz 解答】
①finished　②just finished

068

Chapter 5　人間ドックで患者の検査に付き添う

Useful phrase

Now we are done with all the tests today.

これで今日の検査はすべて終了です。

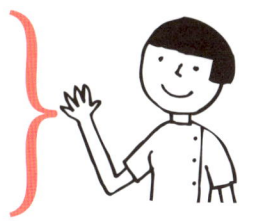

N : This machine will **press on** your **breast**.
　　It might be **uncomfortable**, but it is very important.
　　If you **can't stand** the **discomfort**, please let us know.

A : I see.

X : We'll start with your left breast.
　　Please stand here on the line, and **place** your breast here.

X : **Stay still**.

X : Please **breathe in** and **hold your breath**.

N : Now we **are done with** all the tests today.
　　We'll send you the test results in about two weeks.
　　Thank you for your patience.

A : Thank you very much.

---

press on ~
~を押す［ここでは「挟む」と意訳］

breast
乳房（胸）

uncomfortable
不快な

can't stand
~を我慢できない

discomfort
不快感

place
~を置く

stay still
じっとしている

breathe in（ブリーズ）
息を吸う

hold one's breath（ブレス）
息を止める

be done with ~
~が終わって

Thank you for your patience
ご辛抱ありがとうございました［ここでは「お疲れさまでした」と意訳］

If you can't stand ~　　~が我慢できなかったら

and more

If you can't stand ~を使って，「~が我慢できなかったら」という表現を練習しましょう。

- If you can't stand the pain　　痛みが我慢できなかったら
- If you can't stand the itchiness　　かゆみが我慢できなかったら
- If you can't stand the dizziness　　めまいが我慢できなかったら
- If you can't stand the nausea　　吐き気が我慢できなかったら

[66 ページ Quiz 解説]
何かが終わったところという表現は，have＋過去分詞で表します。多くの場合，just，already，まだ終わっていない場合は not と yet を伴います。

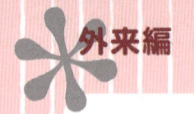

練習問題

外来編 Chapter 1～5 のストーリーに出てきた
単語やイディオムを，練習問題でマスターしましょう。

【解答は 72 ページ】

I （　）の中に単語を入れて，英文を完成させましょう。

1. このマスクをしてください。
   Please (　)(　) this mask.

2. 体温と血圧を測ります。
   I'll have to (　) your (　) and (　)(　).

3. ご気分はいかがですか。
   (　) do you (　)?

4. もし具合が悪くなるようなら申し出てください。
   If you (　) to feel (　), please let (　) know.

5. 痛みや違和感があれば言ってくださいね。
   Please let (　) know if you feel (　) or (　).

6. ここではなく，処置室になります。
   (　) here (　) in the (　) room.

7. 口にくわえて，ゆっくり呼吸してください。
   Put it (　) your (　), and (　) slowly.

8. では今日はこれで終わりです。
   Well, (　) is (　) for today.

9. 夜間救急がありますよ。
   We (　) a nighttime (　)(　).

10. 抗生物質と痛み止めが処方されましたよ。
    He (　) an (　) and a (　) for you.

11. 確認しに行きますから。
    I'll (　) a look at it to make (　).

12. 問題ないですよ。
    I'm (　) it will be (　) problem.

13. 朝食は抜いて来られましたか。
    Did you (　) breakfast?

14. お名前を確認してください。
    Please (　)(　) this is your name.

15. お疲れさまでした。
    Thank you for (　)(　).

【68 ページ Quiz 解答】
I **was** a little tired. Jane **was** a little tired, too. We **were** very sleepy **yesterday**.

II [　] 内の単語を並べ替えて，英文を完成させましょう。

1. 息をゆっくり吸ったり吐いたりしてください。
   [slowly, and, breathe, out, in].

2. 準備をしている間，待合室でお待ちください。
   Please wait [room, get, while, in, everything, we, the, waiting, ready]

3. トーマス・ブラウンさん，2番にお入りください。
   [Room 2, Brown, please, to, Mr., go, Thomas].

4. その前にトイレをすませておいてください。
   [the, want, you, might, toilet, to, to, go] before that.

5. 会計窓口で処方箋と診断書をもらってください。
   You can go to [certificate, get, medical, your, the, and, cashier, prescription, and].

6. 病院を出てすぐ左にあります。
   If you go [hospital, of, one, the, just, out, can, you, find] on the left.

7. 感染を起こしたようですね。
   [seems, it, infected, to, become, have].

8. しばらくは毎日消毒しに来てください。
   Please come back to [disinfected, time, it, for, day, have, every, some].

9. 検査食も下剤も1階の薬局で買えます。
   You can buy [at, laxatives, the, special, food, the, and, pharmacy] on the first floor.

10. ポリープを取ったので，消化のよいものを食べてくださいね。
    We removed a polyp, so [that, have, stomach, easy, food, is, your, on, please].

11. 治療中に気分が悪くなったら言ってください。
    Please let us know [treatment, during, sick, if, the, you, feel].

12. 今日あなたを担当する看護師の田中久美です。
    [I, today, Kumi, am, Tanaka, your, nurse].

13. 採血のときに気分が悪くなったことがありますか。
    [have, felt, you, test, ever, blood, sick, during, a]?

14. これで5分間，ここを押さえていてくださいね。
    [for, here, minutes, please, this, hold, five].

15. 検査結果は2週間後にお送りします。
    We'll [in, test, you, weeks, the, send, two, results, about].

外来編

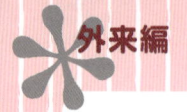

III A～Oの英語とア～ソの日本語を見て，同じ意味のもの同士を線で結びましょう。

A	のど		ア	asthma
B	治療費		イ	questionnaire
C	喘息		ウ	throat
D	点滴		エ	drip
E	ごみ箱		オ	bandage
F	薬局		カ	stool
G	包帯		キ	treatment cost
H	腹痛		ク	blood vessel
I	局所麻酔		ケ	urine
J	大腸内視鏡検査		コ	local anesthetic
K	問診票		サ	garbage can
L	便		シ	stomachache
M	尿		ス	pharmacy
N	血管		セ	colonoscopy
O	親指		ソ	thumb

【解答】

I
1. put, on
2. check, temperature, blood, pressure
3. How, feel
4. start, worse, us
5. us, pain, discomfort
6. Not, but, treatment
7. in, mouth, breathe
8. this, it
9. have, emergency, room
10. prescribed, antibiotic, painkiller
11. take, sure
12. sure, no
13. skip
14. make, sure
15. your, patience

II
1. Breathe in and out slowly.
2. Please wait in the waiting room while we get everything ready.
3. Mr. Thomas Brown, please go to Room 2.
4. You might want to go to the toilet before that.
5. You can go to the cashier and get your prescription and medical certificate.
6. If you go out of the hospital, you can find one just on the left.
7. It seems to have become infected.
8. Please come back to have it disinfected every day for some time.
9. You can buy the special food and laxatives at the pharmacy on the first floor.
10. We removed a polyp, so please have food that is easy on your stomach.
11. Please let us know if you feel sick during the treatment.
12. I am Kumi Tanaka, your nurse today.
13. Have you ever felt sick during a blood test?
14. Please hold this here for five minutes.
15. We'll send you the test results in about two weeks.

III

A－ウ		I－コ
B－キ		J－セ
C－ア		K－イ
D－エ		L－カ
E－サ		M－ケ
F－ス		N－ク
G－オ		O－ソ
H－シ		

病棟編

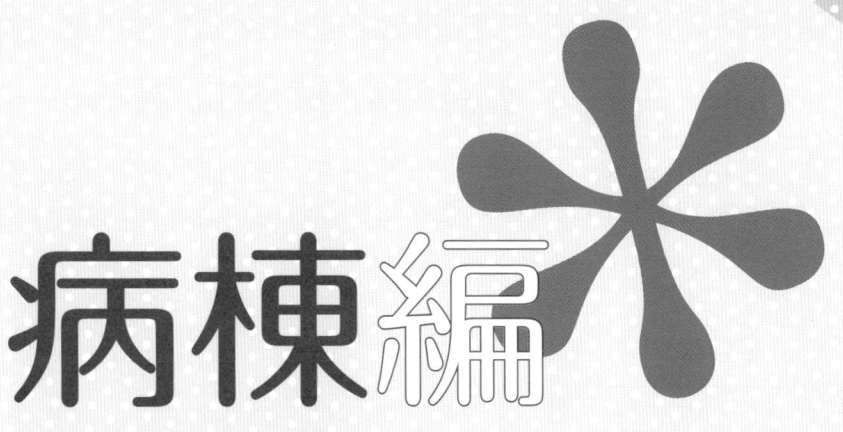

◆ Talking to Inpatients

サクラ病院の入院病棟のスタッフは，
外国人の患者さんたちに英語で話しかけながら，
いろいろなことに対応しています。
そんなさまざまな場面を舞台にしたストーリーで，
使える看護英語を学んでいきましょう。

Chapter 1　入院患者の受付から病棟案内まで ………074
Chapter 2　入院中の糖尿病患者の指導 ………086
Chapter 3　左麻痺患者の入院生活の介助 ………094
Chapter 4　骨折患者の日常生活の援助 ………102
Chapter 5　分娩の介助と産後の育児指導 ………116
Chapter 6　小児患者の検査介助から退院まで ………126

【病棟編】練習問題 ………134

病棟編 Chapter 1 入院患者の受付から病棟案内まで

01 入院する患者が受付に来る

日本に赴任中の男性（マーシャルさん：M）が，不整脈のカテーテル治療を受けるためにサクラ病院に入院することになり，奥さん（W）と一緒に入院受付（R）に来ました。

Disc 2 01-02

Quiz

以下の文章を，明日起こることに言い換えましょう。

Jane and I went to Mt. Takao yesterday. It was her first time to visit Mt. Takao.

ジェーンと私は昨日高尾山に行きました。ジェーンが高尾山に行くのは初めてのことです。

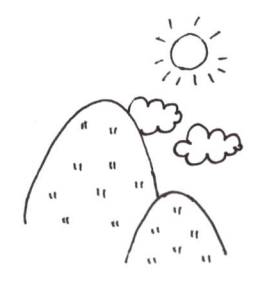

☞答えは76ページ

M：すみません。アラン・マーシャルです。
　　今日，入院することになっているんですが。

R：こんにちは，マーシャルさん。
　　診察券と先日お渡しした（あなたが受け取った）書類をお願いします。

W：はい。これです。

● 書類を見ながら

R：個室をご希望ですね。
　　差額ベッド料が1日8千円の部屋になります。
　　よろしいですか。

M：結構です。

R：ここにサインをお願いします。

M：はい。

R：お部屋は502号室になります。
　　病棟の看護師が来ますので，そこでお待ちください。

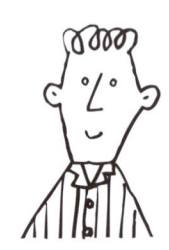

解説

◆「ここにサインしてください」は，sign（動詞）を使って Please sign here. と言いますが，signature（名詞：サイン，署名）を使って Can I have your signature here?（ここにサインをいただけますか）などと言うこともできます。

◆「入院する」は admit を使って，受け身で表現します。「彼は入院しました」は He was admitted to the hospital. となります。

◆また，「差額ベッド料」は該当する英単語・熟語がありません。したがって，pay 8,000 yen in addition to the regular cost［直訳：通常料金に加えて8,000円を支払う］という言い方になります。

Useful phrase

Please sign here.

ここにサインをお願いします。

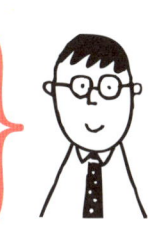

M : Excuse me. I'm Alan Marshall.
I'**m supposed to be admitted** today.

R : Hello, Mr. Marshall.
May I have your **patient ID card** and the **form** you **received the other day**?

W : Sure. **Here they are**.

R : You would like to have a **private room**.
You'll have to pay 8,000 yen a day **in addition to** the **regular cost**.
Would that be all right?

M : That's fine.

R : Please **sign** here.

M : OK.

R : Your room will be No. 502.
Please wait until a nurse from your **ward** comes here.

---

be supposed to ~
～することになっている

be admitted
入院する

patient ID card
診察券

form
書類

receive
～を受け取る

the other day
先日

Here they are
これです

private room
個室

in addition to ~
～に加えて

regular cost
通常料金

sign
～にサインする

ward （ウォード）
病棟

患者さんに予定を伝える　　and more

「～することになっています」，「～するはずです」という表現を使って，決まっていることについて患者さんに伝える練習をしましょう．

- We are supposed to turn off the lights at 9 o'clock in the evening.　夜9時に消灯することになっています．
- We are supposed to draw blood every day. 　毎日採血することになっています．
- You are not supposed to take a bath yet. 　入浴はまだできないことになっています．
- You are not supposed to drink water. 　水は飲めないことになっています．

病棟編　Chapter 1

02 患者にあいさつし，病棟へ案内する

マーシャルさん（M）夫妻が待っているところに病棟の看護師（N）がやって来ました。
※W：マーシャルさんの妻

Disc 2　03-04

Quiz

下の文章のカッコに単語を入れて，①〜④の意味にしましょう。

She ( ) ( ) a nurse.

❶彼女は看護師かもしれない。　　　( )( )
❷彼女は看護師になれます。　　　( )( )
❸彼女は看護師に違いない。　　　( )( )
❹彼女は看護師になるでしょう。　　　( )( )

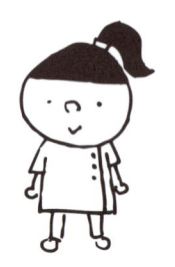

☞答えは78ページ

N：こんにちは。アラン・マーシャルさんですね。
　　あなたを担当する看護師の山田由美です。

M：こんにちは。こちらは妻のマリアです。

W：こんにちは，由美さん。

N：こんにちは。それでは，早速，病室にご案内します。

●エレベーターで5階へ。扉が開くと目の前が看護師詰所（ナースステーション）です

N：ここがナースステーションです。
　　24時間開いています。
　　何かあれば気軽に声をかけてください。

M：英語で対応してもらえますか。

N：まあ，英語を話せない者もいますが，そのときは話せる者を呼んできます。

M：ああ，それは助かります。

解説

◆「ナースステーション」の正しい英語は nurses' station です。teachers' room（教員室＝教師たちの部屋）と同様に，看護師たちの詰所ということです。
◆feel free to は「気軽に〜する」，「遠慮なく〜する」という意味で，Feel free to use this room.（遠慮なくこの部屋を使ってください），Feel free to ask me questions.（気軽に質問してください）など，相手が何かをすることを積極的に勧めるときに使います。
◆不整脈は，医学の専門用語では arrhythmia，一般用語では irregular heartbeat です。

【74ページ Quiz 解答】
Jane and I **will go** to Mt. Takao **tomorrow**. It **will be** her first time to visit Mt. Takao.

Chapter 1　入院患者の受付から病棟案内まで

Useful phrase

Please feel free to call us if you need us.

何かあれば気軽に声をかけてください。

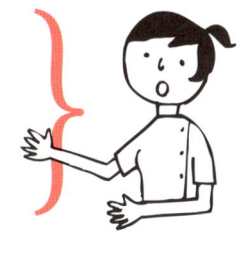

N : Hello. You are Mr. Alan Marshall?
　　I'm Yumi Yamada, your nurse.

M : Hello. This is my wife Maria.

W : Hello, Yumi.

N : Hi. Let me **take you to** your room now.

N : This is the **nurses' station** here.
　　It's open 24 hours.
　　Please **feel free to** call us if you need us.

M : Do they speak English?

N : Well, **some** don't, but they will **go get someone** who does **in that case**.

M : Oh, **that's a big relief**.

---

take you to ～
～に連れて行く

nurses' station
ナースステーション

feel free to ～
気軽に～する

some
特定しない何人かの人（または物）

go get
呼んでくる

someone
（一人の）誰か，ある人

in that case
その場合には

That's a big relief
ホッとしました

患者さんの家族の表現　　*and more*

家族歴を聞くときなどに，家族や親戚の表現を知っていると便利です。次のような表現を覚えましょう。

- mother　　母
- father　　父
- parents　　両親
- little sister / younger sister　　妹
- big sister / older sister　　姉
- little brother / younger brother　　弟
- big brother / older brother　　兄

- grandfather　　祖父
- grandmother　　祖母
- uncle　　叔父，伯父
- aunt　　叔母，伯母

＊兄弟姉妹の性別がわからないときは，sibling（シブリン）という単語を使います。

077

病棟編 Chapter 1

03 病室の使い方を説明する

マーシャルさん（M）の病室に着きました。看護師（N）が部屋の中の使い方を説明します。

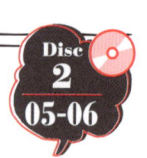

Disc 2 05-06

Quiz

下の文章のカッコに単語を入れて，①〜⑤の意味にしましょう。

They (　) win the game.

❶彼らは試合に勝つことができる。　　　　　（　）
❷彼らは試合に勝たなければならない。　　　（　）
❸彼らは試合に勝つべきだ。　　　　　　　　（　）
❹彼らは試合に勝つだろう。　　　　　　　　（　）
❺彼らは試合に勝つかもしれない。　　　　　（　）

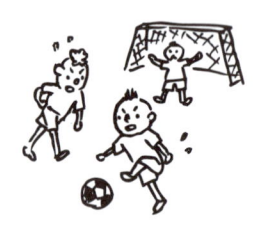

☞答えは80ページ

N：さあ着きました。
　　お部屋はここになります。
　　どうぞお入りください。
　　部屋のものを簡単に説明しますね。
　　まず，洋服や荷物はこのロッカーに入れてください。

M：わかりました。
　　テレビはどうやって見るのですか。

N：カードが必要になります。
　　地下の売店で購入してください。
　　そのカードをここに挿せば，テレビをつけることができます。

M：なるほど。

N：何か問題があるときは，いつでもこのボタンを押してください。
　　ナースステーションにいる看護師と話ができます。

M：わかりました。
　　非常口はどこにあるんでしょう（あるのか教えてください）。

N：廊下の突きあたりの左側になります。

解説

◆「何か問題のあるときは」は，If you have a problem, 〜. のように if を使うのが英語では正しい表現です。もし When you have a problem, 〜. と言うと，問題があることがすでにわかっていてそれを前提にして言っていることになり，「問題があるでしょうから」というニュアンスになるため，when は使いません。77ページの if you need us（何かあれば）も同様です。"Useful phrase" では If you have any problems, と a ではなく any となっていますが，どちらもよく使われます。any の場合は problems と複数形になることに注意しましょう。

◆「荷物」はここでは luggage としていますが，baggage でも構いません。

【76ページ Quiz 解答】
①may be（または might be）　②can become　③must be　④will be

078

Chapter 1　入院患者の受付から病棟案内まで

Useful phrase

If you have any problems, please press this button.

何か問題があるときは，このボタンを押してください。

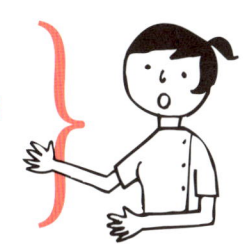

N : **Here we are**.
　　This is your room.
　　Please go inside.
　　Let me explain **a little bit** about the room.
　　First of all, please use this locker for your clothes and **luggage**.

M : I see.
　　How can I watch TV?

N : You'll need a card.
　　You can buy cards in the store in the **basement**.
　　Insert the card here, and you can **turn on** the TV.

M : All right.

N : If you have a problem, please press this button **anytime**.
　　You can talk to a nurse in the nurses' station.

M : I see.
　　Could you please tell me where the **emergency exit** is?

N : At the end of the **hall** on the left.

Here we are
さあ着きました

a little bit
少しだけ，簡単に

luggage
荷物

basement
地下

insert
〜を挿入する

turn on
（テレビなどを）つける

anytime
いつでも

emergency exit
非常口

hall
廊下

建物の設備の名称　　　　　　　　　　　　　　　　and more

建物の中のいろいろな設備の名称を覚えましょう。

- emergency staircase　非常階段
- stairs　階段
- elevator　エレベーター
- escalator　エスカレーター
- hall　廊下
- entrance　入口
- automatic door　自動ドア
- vending machine　自動販売機

04 入院生活の1日の流れを説明する

マーシャルさん（M）の病室で，看護師の説明はまだ続いています。
※N：看護師　W：マーシャルさんの妻

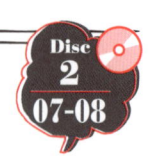

Quiz

カッコに単語を入れて，①〜③の文章を完成させましょう。

①窓を開けてください。
Please ( ) the window.

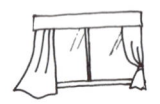

②水を持ってきてください。
Please ( ) ( ) a glass of water.

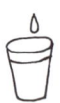

③寒いので，冷房を弱くしてください。
It is too cold. Please ( ) ( ) the air conditioner.

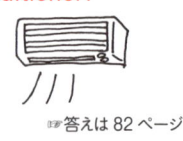

☞答えは82ページ

N：1日の流れを説明しますね。
朝は6時半頃，（私たちのうちの誰かが）検温に来ます。

そのときに，その日のスケジュールをお伝えします。

M：わかりました。朝食は何時ですか。

N：朝食は7時です。
昼食は12時で，夕食は6時になります。
食事はここにお持ちしますが，（お望みなら）食堂に持って行って食べてもいいですよ。

W：食堂はどこですか。

N：6階にあります。
後でご案内しますね。
夜は食堂も病室も9時に消灯します。

覚えておいてくださいね。

M：ずいぶん早いんですね。

解説

◆「検温をする（あなたの体温を測る）」は，take your temperature です。同様に，take your pulse（脈を測る），take your blood pressure（血圧を測る）のように，take を使っていろいろなものを測る表現ができます。
また take the food to the dining hall（食堂に食事を持っていく），take you there（あなたをそこに連れて行く）のように「take＋目的語（人・物）＋場所を表す言葉」で，何かを移動させる，という表現になります。
◆if you wish は「お望みなら」という表現です。もし if you wish がなければ，「食堂に持って行って食べた方がよい」という意味になってしまうので，ここでは必要な表現です。

【78ページ Quiz 解答】
①can　②must　③should　④will　⑤may（または might）

Chapter 1　入院患者の受付から病棟案内まで

Useful phrase

A nurse will come to take your temperature around 6:30 in the morning.

朝は6時半頃，看護師が検温に来ます。

N：Let me explain the **daily routine**.
　　One of us will come to **take your temperature** around 6:30 in the morning.
　　She will let you know the **schedule** for the day **at that time**.

M：OK. What time is breakfast?

N：At 7:00 in the morning.
　　You'll have lunch at noon and dinner at 6:00.
　　We'll bring meals here, but you can take the food to the **dining hall** and have your **meal** there **if you wish**.

W：Where is the dining hall?

N：It's on the sixth floor.
　　I'll take you there later.
　　We **turn off** the lights in the dining hall and the patients' rooms at 9:00.
　　Please **remember that**.

M：That's **pretty** early.

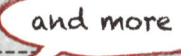

---

daily routine
日課［ここでは「1日の流れ」と意訳］

take one's temperature
検温をする

schedule
スケジュール

at that time
そのときに

dining hall
食堂

meal
食事

if you wish
お望みなら

turn off
（テレビなどを）消す

remember that
（that 以下を）念頭に置く

pretty
かなり

建物の階数の表現

and more

「XX階の〜」という表現を覚えましょう．

- the nurses' station on the second floor　　2階のナースステーション
- a store in the basement　　地下の売店
- a lounge on the mezzanine floor　　中2階の談話室
- the smoking area on the roof　　屋上の喫煙所
- a room two floors down　　2階下の部屋

081

病棟編 Chapter 1

05 アナムネの不足事項の聞き取りをする

入院生活についての説明はひと通り終わりました。今度は，事前に作っていたマーシャルさん（M）のアナムネ用紙を見ながら，足りない情報を聞いていきます。
※N：看護師　W：マーシャルさんの妻

Disc 2
09-10

Quiz

授業でわからなかったことを，先生と友達に聞いてみることにしました。
カッコに単語を入れて，それぞれに質問しましょう。

❶先生に：質問してもよろしいですか。
（　）I ask you a question?

❷友達に：質問していい？
（　）I ask you a question?

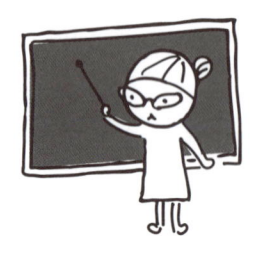

☞答えは 84 ページ

N：治療経過の説明や急変時の連絡などは奥さま（あなた）にすればいいですか。

W：はい。そうしてください。

N：お二人（あなたがた）は日本語をどのくらい話せますか。

M：私は簡単な日本語ならわかりますが，
　　妻はせいぜいあいさつ程度です。

N：日本語を話す人で協力してくれそうな方はいらっしゃいますか。

M：上司が協力してくれると思います。
　　これが名刺です。
　　ここを受診するように勧めてくれた人です。

N：わかりました。ありがとうございます。
　　宗教上で，何か配慮しなくてはいけないことはありますか。

M：いえ，ないと思います。

N：他に私たちが知っておいた方がよいことはありますか。

M：ないと思います。

解説

◆「日本語は話せますか」は，Do you speak Japanese? が感じのよい聞き方です。Can you speak Japanese? は「日本語なんて話せないでしょう」というニュアンスが入るのでよくありません。
◆また，患者さんについて必要な情報は把握しておく必要がありますが，患者さんがつい言いそびれることもあると思います。Is there anything else we should know? は，そういうことがないよう，患者さんに何でも言ってもらうために，ぜひ覚えておきたい表現です。

[80 ページ Quiz 解答]
①open　②bring me　③turn down

082

Chapter 1　入院患者の受付から病棟案内まで

Useful phrase

Is there anything else we should know?

他に私たちが知っておいた方がよいことはありますか。

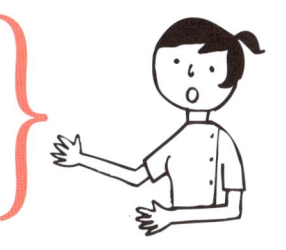

N : Can I call you to explain the **progress** of the **treatment** or if there is a change in your husband's **condition**?

W : Yes, please do.

N : How much Japanese do you speak?

M : I know simple Japanese,
but my wife's Japanese is **limited to greetings**.

N : Is there a Japanese speaker who can help you?

M : I think my **boss** can help.
This is his **name card**.
He's the one who **recommended** that I should **see a doctor** here.

N : Great. Thank you.
Is there anything we should **keep in mind regarding** your **religion**?

M : No, I don't think so.

N : Is there anything else we should know?

M : I can't think of anything.

---

progress
進展

treatment
治療

condition
状態，健康状態

limited to
せいぜい

greeting
あいさつ

boss
上司

name card
名刺
※ business card とも言う

recommend
勧める

see a doctor
受診する

keep in mind
心に留める

regarding
〜に関して

レリジョン
religion
宗教

言語の名称　　　　　　　　　　　　　　　　　　　　and more

いろいろな言語の名称を覚えましょう。

- Chinese　　中国語
- Korean　　韓国語
- Spanish　　スペイン語
- French　　フランス語
- Italian　　イタリア語

- German　　ドイツ語
- Thai　　タイ語
- Vietnamese　　ベトナム語
- Portuguese　　ポルトガル語
- Mongolian　　モンゴル語

[80 ページ Quiz 解説]
相手に何かをお願いするときは，一語一語をはっきり発音して丁寧に話すことが大切です。

06 病棟内の施設を案内する

病室での確認作業が終わり，次は病棟内の施設の案内です。
※N：看護師　M：マーシャルさん　W：マーシャルさんの妻

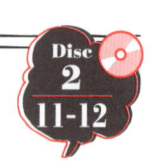

Disc 2　11-12

N：次は，病棟をご案内しますね。

M：お願いします。

●部屋を出て廊下を歩きながら

N：ここは談話室です。
お見舞いの方と会ったり，本を読んだり，いろいろ使ってください。
お風呂はこの廊下の突きあたりの右側にあります。

M：入浴時間は何時ですか。

N：午前11時から午後3時までです。
お風呂に行くときは必ずナースステーションに寄って教えてください。

M：わかりました。

N：そして，ここが給湯室です。
お茶を用意したり，電子レンジやトースターが使えます。

W：いいですね。

N：最後に6階の食堂に行ってみましょう。

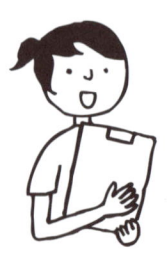

Quiz

カッコに単語を入れて，会話を完成させましょう。

A　このあたりにデパートはありますか。
Is ( ) a department store around here?

B　いいえ，ありません。
No, ( ) isn't.

A　では，どこかにコンビニはありますか。
Then ( ) ( ) a convenience store around here?

B　はい，あそこにあります。
Yes, ( ) there.

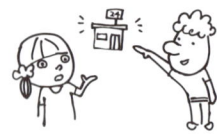

☞答えは86ページ

解説

◆「～するときは教えてください」は，ここで出てきたフレーズのほかにも，Please tell us at the nurses' station when you go to take a bath. や Please let us know when you go to the bath. などが使えます。

◆病棟を案内するときは，いろいろな部屋の名前を英語にする必要が出てきますが，今回の「給湯室」のように，対応する英訳がないこともよくあります。そのようなときは，「給湯室」を small kitchen としたように，役割を考えてぴったりくるものにします。

[82ページ Quiz 解答]
①May　②Can

Chapter 1　入院患者の受付から病棟案内まで

Useful phrase

Please stop at the nurses' station and tell us when you go to take a bath.

お風呂に行くときは必ずナースステーションに寄って教えてください。

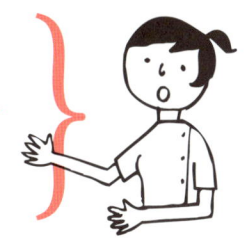

N : Let me **show** you **around** the ward.

M : Thank you.

N : This is the **lounge**.
　　You can use it to see **visitors**, read books, **and so on**.
　　The bath is at the **end** of the hall on the right.

M : When can I take a bath?

N : From 11:00 in the morning to 3:00 in the afternoon.
　　Please **stop at** the nurses' station and tell us when you go to **take a bath**.

M : I see.

N : And this is a **small kitchen**.
　　You can make tea or use the **microwave** and the **toaster**.

W : **Sounds nice**.

N : Our last stop is going to be the dining hall on the sixth floor.

---

show ~ around ...
～に…を案内する（見せて回る）

lounge
談話室

visitor
見舞客，訪問者

and so on
その他もろもろ

end
突きあたり

stop at ~
～に立ち寄る

take a bath
お風呂に入る

small kitchen
給湯室

microwave
電子レンジ

toaster
トースター

Sounds nice
いいですね

時刻・時間の表現　　　　　　　　　　　　　　　　　　　　　　　and more

時刻・時間の表現には，次のようなものがあります。

● 3 o'clock in the morning	午前 3 時	● 12 o'clock noon	正午
● 3 o'clock in the afternoon	午後 3 時	● 12 o'clock midnight	夜中の 12 時
● 9 o'clock in the morning	午前 9 時	● 5 minutes later	5 分後
● 9 o'clock in the evening	午後 9 時	● 10 minutes ago	10 分前

[82 ページ Quiz 解説]
フォーマルな場面では，May I ~? が使われます。

病棟編 Chapter 2 入院中の糖尿病患者の指導

01 患者から食事のクレームを受ける

日本に出張中の男性（パーキンスさん：P）が，高血糖による体調不良でサクラ病院に入院しています。以前からインスリン治療を受けていて病状は安定していたものの，出張で体調を崩したようです。
※N：看護師

Disc 2 13-14

Quiz

下のメモの持ち主になって，①〜③の質問に答えましょう。

```
○ 山田百合子
○ 予約あり
○ 禁煙室希望
```

❶May I have your name?
お名前をいただけますか。

❷Do you have a reservation?
ご予約はしていらっしゃいますか。

❸Would you like a smoking room or a non-smoking room?
喫煙室と禁煙室のどちらになさいますか。

☞答えは88ページ

N：パーキンスさん，夕食をお持ちしましたよ。

P：ああ，ありがとうございます…。

N：元気がありませんね。
　　夕食がお口に合いませんか。

P：いえ，問題ないです。
　　でも私の食事はいつも量が少ないし，
　　他の人とメニューが違うようです。

N：パーキンスさんのは治療食なんですよ。

P：そうですか。
　　食事の量が足りないので，いつも空腹です。

N：食事や間食のとり方について栄養士に相談されてはどうでしょうか。

P：それはよさそうですね。

N：では，予約をしますね。

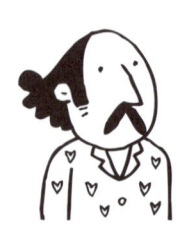

解説

◆「元気がありませんね」は，ここでは食事について浮かない顔をしているので，精神的な落ち込みを表す You seem a little down. がよいでしょう。身体の具合が悪そうな患者さんには，You don't seem well.（調子が悪そうですね）などが使えます。

◆Don't you like your dinner? は「お口に合いませんか」という否定疑問文で，「いや，合います」なら Yes, I do.，「はい，合わなくて困っています」なら No, I don't. という答えが返ってきます。ここでは It's fine. と言っているので，Yes, I do. と同様の答えで，味には問題がなかったようです。

◆高血糖は，医学の専門用語では hyperglycemia（ハイパーグライスィーミア），一般用語では high blood sugar levels です。

[84ページ Quiz 解答]
there / there / is there / over

Useful phrase

Would you like to talk to the nutritionist?

栄養士に相談されてはどうでしょうか。

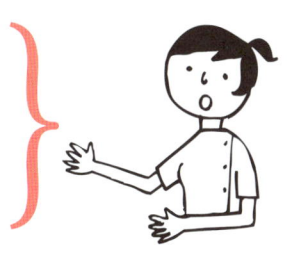

N : **Here is** your dinner, Mr. Perkins.

P : Oh, thank you.

N : You seem **a little down**.
　　Don't you like your dinner?

P : It's fine,
　　but I always get **just a little**,
　　and **mine seems to** be different from other people's food.

N : **Yours** is a **therapeutic diet**.

P : I see.
　　I don't seem to have **enough**. I always get hungry.

N : Would you like to **talk to** the **nutritionist** about how you eat **meals** and **snacks**?

P : That sounds like a good idea.

N : OK. I'll **make an appointment** for you.

Here is ~
~です（どうぞ），~をお持ちしました

a little down
少し元気がない

just a little
ほんの少し

mine
私のもの（ここでは「私の食事」）

seem to ~
~のようだ

yours
あなたのもの（ここでは「あなたの食事」）

therapeutic diet (セラピューティック)
治療食

enough
十分な

talk to ~
~に相談する

nutritionist (ニュートゥリショニスト)
栄養士

meal
食事

snack
間食

make an appointment
予約をする

病院スタッフの表現　　　　　　　　　　　　　　　　　　　　and more

医師・看護師以外の，病院で働く人たちの職種の表現を覚えましょう。

- security guard　　警備員
- cook　　調理師
- physical therapist　　理学療法士
- radiology technician / x-ray technician　　放射線技師
- midwife　　助産師
- pharmacist　　薬剤師
- speech therapist　　言語聴覚士

087

病棟編 Chapter 2

02 血糖自己測定について指導する

栄養指導を受けて調子がよさそうなパーキンスさん（P）のところに，看護師（N）が定時の血糖測定に来ました。

Disc 2 15-16

Quiz

旅行先でレストランに入りました。
カッコに単語を入れてウエイターにいろいろ聞きましょう。

❶ どんな種類のジュースがありますか。
What ( ) of juice ( ) ( ) have?

❷ それはどんな種類の果物ですか。
What ( ) ( ) ( ) is it?

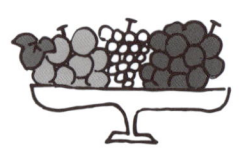

☞答えは90ページ

N：パーキンスさん，お元気そうですね。

P：はい。調子はいいようです。

N：血糖測定の時間です。
　ご自分で測ったことはありますか。

P：入院する前は自分で測っていました。

N：主治医は自己測定をしてもいいと言っています。
　ご自分でされますか。

P：はい。

N：始める前に必ず手を洗ってくださいね。

●パーキンスさんは慣れた様子で測定を終えました

N：とてもお上手ですね。
　結果はこの用紙に記入してください。
　これからは1日4回，食事の前と就寝前に測ってくださいね。

　（数値が）80（mg/dL）以下か200（mg/dL）以上のときは知らせてくださいね。

P：わかりました。

解説

◆「血糖測定」のことは a blood glucose test と言い，「血糖測定をする」は，do a blood glucose test と言います。「血糖測定器」は a glucose meter，または glucometer（グルコミーター）です。

◆患者さんがうまくできたときには「お上手ですね」とほめる気持ちで，You did a very nice job!, You did a wonderful job! などと伝えましょう。ほめられると，1日に何回もしなければならないことでもそれほど苦にならなくなるものです。

◆数値の単位は省略されるのが普通です。

[86ページ Quiz 解答]
①My name is Yuriko Yamada.（山田百合子です）　②Yes, I do.（はい，しています）
③I'd like a non-smoking room.（禁煙室でお願いします）

Useful phrase

It's time for a blood glucose test.

血糖測定の時間です。

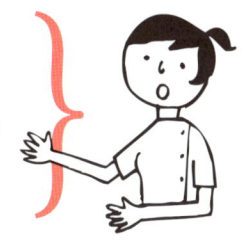

N : You look fine, Mr. Perkins.

P : Yes, I feel fine.

N : It's time for a **blood glucose test**.
Have you **done** it **yourself**?

P : I used to do it myself before I **was admitted**.

N : The doctor says you can do it yourself.
Would you like to do it?

P : Sure.

N : **Make sure to** wash your hands **beforehand**.

N : You did a very nice job!
Please **write down** the **result** on this paper,
and please do it **four times a day**, **before every meal** and before going to bed.
Please **let us know** if it is **less than 80** or **over 200**.

P : All right.

---

blood glucose test
血糖値の測定

do ~ oneself
自分で~する

be admitted
入院する

make sure to ~
必ず~する

beforehand
事前に

write down
記入する

result
結果

four times a day
1日4回

before every meal
(三食の) 食事の前

let us know
(私たちに) 知らせる

less than 80
80以下

over 200
200以上

It's time for ~. / It's time to ~.　~の時間です

and more

It's time for ~. や It's time to ~. を使って、「~の時間です」という表現を練習しましょう。

- It's time for your lunch.　　　　　昼食の時間です。
- It's time to draw some blood.　　　採血の時間です。
- It's time to see the doctor.　　　　診察の時間です。
- It's time for lights-out.　　　　　　消灯の時間です。
- It's time for your rehabilitation.　　リハビリの時間です。

病棟編 Chapter 2

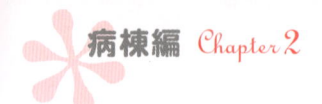

03 インスリン自己注射について指導する

パーキンスさん（P）の血糖値が安定してきました。退院する日も近いようです。
※ N：看護師

Disc 2 17-18

Quiz

旅行先のレストランで、①～③のメニューが何かを質問しましょう。

❶ 本日のスペシャル

❷ シェフのおすすめ

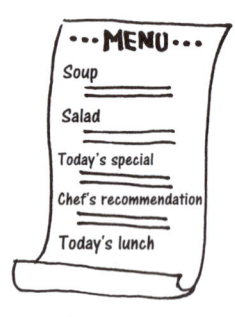

❸ 本日のランチ

··· MENU ···
Soup
Salad
Today's special
Chef's recommendation
Today's lunch

☞ 答えは 92 ページ

N：血糖値の測定はうまくいっていますか。

P：問題ありません。

N：それでは，退院が近づいているので，
　　念のため，インスリンの注射をやってみましょう。

P：わかりました。

N：これは今まで使われていたものと同じ型だと思いますが，どうですか。

P：そうだと思います。

N：念のため，このビデオを見ながらやってみてください。

● 自己注射を終えて

N：いいですね。
　　うまくできましたね。

P：少し緊張しました。
　　久しぶりだったから。

解説

◆going all right を使った表現として，Everything is going all right.（すべて順調に進んでいます）も覚えておくと便利です。

◆日本語で「インスリンの注射をやってみましょう」と言うところは，患者さんと一緒にするのではなく1人でやってもらいたいので，Let's ～ ではなく I'd like you to ～（あなたに～してもらいたい）という表現を使います。

[88 ページ Quiz 解答]
①kind, do you　②kind of fruit

090

Chapter 2　入院中の糖尿病患者の指導

Useful phrase

Are the blood glucose tests going all right?

血糖値の測定はうまくいっていますか。

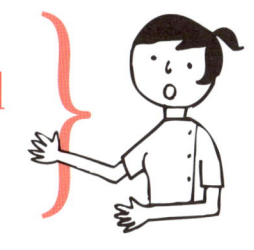

N : Are the blood glucose tests **going all right**?

P : No problem.

N : OK, then, since you are **leaving the hospital** soon, I'd like you to try an **insulin injection** now, **just to make sure**.

P : OK.

N : This is the same type you've been using, right?

P : I think it is.

N : **Just to be sure**, **try doing** it watching this video.

N : **Great**.
You did a wonderful job!

P : I was a little **nervous**.
I hadn't done it for a while.

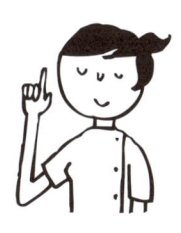

---

go all right
順調に進む

leave the hospital
退院する

insulin injection
インスリン注射

just to make sure
念のために

just to be sure
念のために

try 〜ing
〜してみる

Great
いいですね、よかったですね

nervous
緊張して

I hadn't done it for a while
久しぶりにやりました

患者さんに了解の意を伝える　　and more

患者さんに「OK です」、「わかりました」などと伝えるときの言い方を練習しましょう。

- OK.
- Sure.
- All right.
- I see.
- Right.

＊何かを頼まれたときには、OK. Sure. などと気持ちよく応えるのがよいですね。患者さんの要求や質問に対して「おっしゃることはわかりました」と言いたいときには All right., I see. がよいでしょう。「〜ではなかったですか」、「〜だったでしょう？」などと言われたときには、Right.（「そうでした」、「そうですよね」）と言います。

091

病棟編 Chapter 2

04 見舞客に対応する

パーキンスさん（P）をたずねて，お見舞いの男性（V）がナースステーションに来ました。
※N：看護師

Disc 2 19-20

Quiz

市場にやって来ました。①〜③が目の前にあります。値段を聞きましょう。

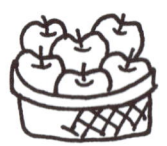

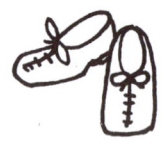

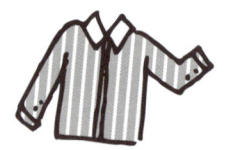

❶ りんご

❷ 靴

❸ シャツ

☞ 答えは94ページ

V：こんにちは。パーキンスさんのお見舞いに来たのですが。

N：こんにちは。では，このノート（面会簿）にお名前を書いていただけますか。

V：わかりました。パーキンスさんのお部屋はどちらでしょうか。

N：302号室です。
　パーキンスさんは左側の窓際になります。

●看護師が302号室の前を通りかかると，大きな笑い声が聞こえてきました

N：楽しそうですね。

P：彼が笑わせるんですよ。

N：他の患者さんの邪魔にならないように，
　お二人を談話室にご案内しましょう。
　こちらにどうぞ。

解説

◆You don't want to disturb the other people here. は、「邪魔にならないように」という柔らかいニュアンスの表現です。You should not disturb 〜（邪魔してはいけません）と言うと叱責する感じになるため、大人に対しては失礼です。

◆この場面で大切なのは、お見舞いの人が来てうるさくなってしまったときに、丁寧にしかもはっきりと対応をしなければならないということです。「談話室にご案内しましょう」と言うのに、Would you like to use 〜?（〜をお使いになりませんか）のような表現を使うと、No, we are fine here.（いや、ここで大丈夫です）と言われてしまうかもしれません。Let me take you〜（〜にお連れしましょう）のように、丁寧ですが有無を言わせない表現がベストです。

【90ページ Quiz 解答】
①What's today's special?（本日のスペシャルは何ですか）　②What's the chef's recommendation?（シェフのおすすめは何ですか）
③What's today's lunch?（本日のランチは何ですか）

Useful phrase

Let me take you to the lounge.

談話室にご案内しましょう。

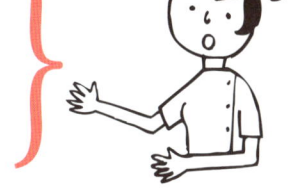

V : Hi. **I'm here to visit** Mr. Perkins.

N : Hello. **Would you mind** writ**ing** your name here in the notebook**?**

V : Sure. Could you tell me where he is?

N : He's in Room 302.
His bed is **on the left** by the window.

N : **Sounds like** you are **having fun**.

P : He makes me laugh.

N : You don't want to **disturb** the other people here.
Let me take **you two** to the **lounge**.
Please follow me.

I'm here to visit ~ing?
～のお見舞いに来ました

Would you mind ~ing?
～していただけますか

on the left
左側に

sounds like
～のようですね

have fun
楽しい時間を過ごす

disturb
～の邪魔をする

you two
あなたがたお二人

lounge
談話室

Please follow me
ついて来てください

患者さんに丁寧にお願いをする　　　　　　　　　　　and more

患者さんに丁寧にお願いをするときの言い方を練習しましょう。

- Would you mind waiting a little longer?　　　もう少し待っていただけますか。
- Would you mind speaking a little louder?　　　もう少し大きな声で話していただけますか。
- Would you mind talking about what happened?　何があったか話していただけますか。
- Would you mind talking about your symptoms?　症状について話していただけますか。
- Would you mind not moving?　　　　　　　　動かないでいただけますか。

＊Would you mind ~ing は直訳すると「～するのが気になりますか」となるので、答えは、No, I wouldn't. なら「いいですよ」、Yes, I would. なら「いやです」という意味になります。

病棟編 Chapter 3 左麻痺患者の入院生活の介助

01 リハビリ前の着替えを介助する

日本に旅行で来ている男性（モーガンさん：M）が，脳梗塞を起こしてサクラ病院に入院しています。左麻痺がありますが，現在は回復期のリハビリ中です。
※ N：看護師

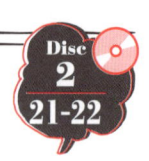

Disc 2 21-22

Quiz

すてきなバッグを2つ見つけました。どちらにするか決める前に，お店の人にいろいろ質問しましょう。

❶ どちらの方が安いですか。
Which is (　)?

❷ どちらの方がかわいいと思いますか。
Which (　) you think is (　)?

❸ どちらを値下げできますか。
Which (　)(　) give me a discount on?

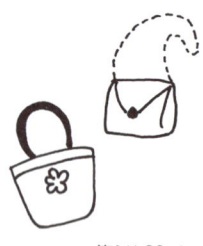

☞答えは96ページ

N：モーガンさん，リハビリの時間ですよ。
リハビリ用の服に着替えましょう。
私がお手伝いしますね。

● 自分で着替えられない寝たままのモーガンさんに

N：まず上着から替えましょう。
ボタンはご自分でははずせそうですか。

M：やってみます。

N：うまくできましたね。では，動かせる腕の方から始めましょう。
ひじを少し上に曲げられますか。

M：はい。

N：次は横向きになりますよ。
最初に右手を胸の上に乗せて，右膝を立ててください。
もう片方は私がやりますね。

M：わかりました。

N：顔を私の方に向けてください。
では，横向きにしますよ。

● 上着の着替えを終えて

N：次はズボンを着替えます。
腰を傾けますね。
膝は立てたままにしておいてください。

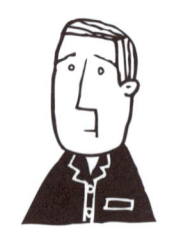

解説

◆「リハビリ用の服に着替えましょう」は，はっきりと何が必要かを伝えなければならないので，You need to change into ～ のように need to を使います。このようなときは，Please ～ と患者さんに頼む言い方や，一緒に着替えるニュアンスになってしまう Let's ～ は使わない方がいいでしょう。

◆患者さんには麻痺（paralysis または numbness）といったネガティブな単語は使わないようにします。paralysis などの単語を繰り返すのは感じがよくありません。

◆脳梗塞は，医学用語では cerebral infarction，一般用語では stroke です。

[92ページ Quiz 解答]
①How much are these apples?（このりんごはいくらですか）　②How much are these shoes?（この靴はいくらですか）
③How much is this shirt?（このシャツはいくらですか）

Useful phrase
I'll need to turn you sideways.
横向きになりますよ。

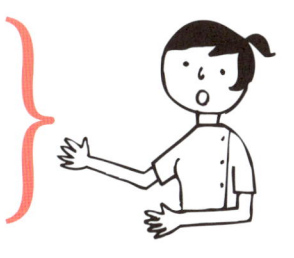

N : It's time for your rehabilitation, Mr. Morgan.
You need to **change into** your **rehabilitation clothes**.
Let me help you.

N : Let's **start with** the **top**.
Do you think you can **unbutton** it **by yourself**?

M : I can try.

N : Great job! Let's start with the arm you can move.
Can you **bend** your **elbow** a little **upward**?

M : OK.

N : I'll need to **turn** you **sideways** next.
Please first put your right hand on your **chest**, and bend your right **knee**.
Let me take care of the other one.

M : All right.

N : Please **turn** your face **to me**.
Let me turn you sideways.

N : Let me help you with the **trousers**.
I'll **tilt** your **hips**.
Please **keep** your knee **bent** like that.

---

change into ~
〜に着替える

rehabilitation clothes
リハビリ用の服

start with ~
〜から始める

top
上着

unbutton
〜のボタンをはずす

by yourself
一人で

bend
曲げる

elbow
ひじ

upward
上の方に

turn ~ sideways
〜を横向きにする

chest
胸

knee
膝

turn ~ to me
〜を私の方に向ける

trousers
ズボン

tilt
傾ける

hips
腰

keep ~ bent
〜を曲げたままにする

身につけるものの名称   and more

衣服や下着など，身につけるものの名称を覚えましょう。

- skirt　　　スカート
- trousers　ズボン
- coat　　　コート
- jacket　　ジャケット，上着
- top　　　　トップス

- socks　　　靴下（片方だけなら sock）
- bra　　　　ブラジャー
- undershirt　下着のシャツ
- underpants　下着のパンツ
- pajamas　　パジャマ

病棟編 Chapter 3

02 車いすへの移乗を介助する

着替えをすませたモーガンさん（M）のベッドの横に，看護師（N）が車いすを持ってきました。モーガンさんは仰向けに寝ています。

Disc 2 23-24

Quiz

注文した料理が運ばれてきました。カッコに単語を入れて，ウエイターと客の会話を完成させましょう。

A お待たせしました。
Here you ( ).

B 私が注文したのはどれですか。
Which is ( )?

A こちらとあちらがそうです。
This ( ) and that ( ).

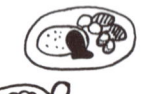

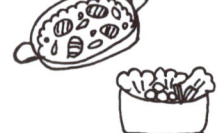

☞答えは98ページ

N：この車いすでリハビリ室にお連れしますね。
　　私の言うとおりに動いてください。

M：わかりました。

N：私の方を向いて，体を横向きにしましょう。

●モーガンさんの身体を支えながら

N：足を回してベッドの端に座りますよ。

●ベッドに座ったところで

N：めまいや吐き気はありませんか。

M：大丈夫です。

N：腕を私の首に回してください。
　　1，2，の3で立って，ゆっくり車いすに移りますよ。

M：はい。

N：1，2，の3！

M：フーッ！

●車いすに座ったモーガンさんに

N：うまくいきましたね。

解説

◆ここでも，看護師が患者さんと同じ動作を一緒にするわけではないので，Let's ～（～しましょう）ではなく，「私に～させてください」を意味する Let me ～ のような表現が多くなります。

◆「1，2，3の合図で」は，On the count of three, と言うこともできます。

◆最後の「うまくいきましたね」は，2人で協力してうまくいったのですから，We did a wonderful job! のように we を主語にすると共感がもててよいと思います。

[94ページ Quiz 解答]
①cheaper ②do, cuter ③can you

Chapter 3　左麻痺患者の入院生活の介助

Useful phrase

Please move your body as I direct you.

私の言うとおりに動いてください。

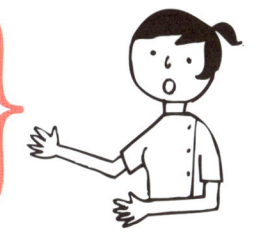

N : Let me take you to the **rehabilitation room** in this **wheelchair**. Please move your body **as** I **direct** you.

M : All right.

N : Let me turn your body sideways, **facing** me.

N : Let me move your **legs** and **sit** you **down** at the **end of** the bed.

N : Do you feel **dizzy** or **sick**?

M : I'm all right.

N : Please put your **arm** around my neck.
After saying one, two, three, I'll **help you** stand up and slowly move to the wheelchair.

M : OK.

N : One, two, three!

M : **Whew**!

N : We did a wonderful job!

---

rehabilitation room
リハビリ室

wheelchair
車いす

as ～
～のように

direct
～に指示する

face
～の方を向く

leg
足（脚の部分）

sit ～ down
～をすわらせる

end of ～
～の端

dizzy
めまいがする

sick
吐き気がする，むかむかする

arm
腕

help you ～
あなたが～するのを手伝う

Whew
フーッ

Let me ～．　～させてください

and more

Let me ～．という表現を使って，患者さんに何かをするときの表現を練習しましょう。一般的に，相手のためになることをするときに使う表現です。

- Let me wipe you.　　お体を拭かせてください。
- Let me help you.　　お手伝いさせてください。
- Let me take you to the bathroom.　　トイレにお連れします。
- Let me ask you a few questions.　　質問させてください。

病棟編 Chapter 3

03 気分転換に患者を散歩へ誘う

リハビリを終えたモーガンさん（M）が，うかない顔をして看護師（N）の迎えを待っています。

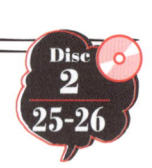

Disc 2 25-26

Quiz

旅行先で，①〜③の場所を聞きましょう。

❶ トイレ
（men's room または ladie's room）

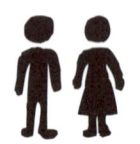

❷ もみじデパート

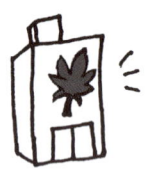

❸ 水を買える場所

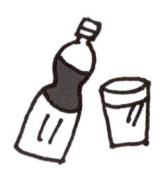

☞答えは100ページ

N：お待たせしました。
　　お部屋に戻りましょう。

M：はい…。

N：どうしましたか。
　　疲れましたか。

M：リハビリをやってもよくなっているように思えないし…。
　　一体いつになったらアメリカに帰れるんだろう。

N：焦らないでくださいね。
　　前よりもずっとうまくできるようになっていますよ。

M：早く家に帰りたいなあ。

N：気分転換に，外に散歩に行きましょうか。

M：行きます。
　　外に出るのは久しぶりです。

解説

◆「どうしましたか」を表す英語の表現はいくつかありますが，この場面のように患者さんが浮かない顔をしていて，きっと何か事情があると思うときには，something を使って Is something the matter? と聞くのがよいでしょう。Is something bothering you?（何か気になることがあるのですか）も使えます。通常，疑問文では anything を使うところですが，あえて something を使うと「はい」という答えを期待している感じになります。

◆「〜しませんか」と相手を誘うときは，Why don't we 〜? を使います。

◆最後の I haven't done that for a long time. は，「長いことそんなことはしていませんでした」を「外に出るのは久しぶりです」と意訳しています。

【96ページ Quiz 解答】
are / mine / one, one

098

Chapter 3　左麻痺患者の入院生活の介助

Useful phrase

Is something the matter?
どうしましたか。

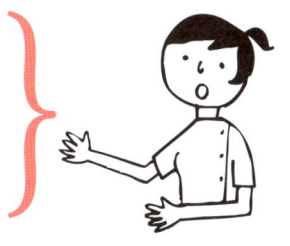

N : Sorry to have **kept** you **waiting**.
　　Let's go back to your room.

M : All right...

N : Is something the matter?
　　Do you feel tired?

M : I don't think the rehabilitation is **working**.
　　I wonder if I can **ever** go back to **the States**.

N : **Please be patient**.
　　You are **doing a** much better **job** than before.

M : I hope I can go home soon.

N : Why don't we **go take a walk** outside **for a change**?

M : **I'd love to**.
　　I haven't done that for a long time.

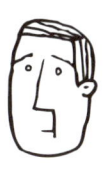

---

keep ~ waiting
~を待たせる

work
効果がある

I wonder if ~
~だろうか

ever
一体, そもそも（強意）

the States
アメリカ

Please be patient
焦らないで（我慢して）ください

do a job
目的, 役目を果たす

go take a walk
散歩に行く

for a change
気分転換に

I'd love to
ぜひしたい

Why don't we ~?　（一緒に）～しませんか *and more*

Why don't we~? を使って，患者さんを「（一緒に）～しませんか」と誘うときの表現を練習しましょう。

- Why don't we wait and see?　　　　　様子を見てみませんか。
- Why don't we talk a little bit?　　　　少し一緒にお話ししませんか。
- Why don't we go to the roof?　　　　屋上へ行きませんか。
- Why don't we try to walk down the hall?　廊下を歩いてみませんか。

＊Why don't you…? は，人に強く勧めたいときに使う表現で，「～したらどうなの？」というようなニュアンスがありますから，丁寧に言いたいときには Would you like to~? などの表現を使います。

[96 ページ Quiz 解説]
mine は「私のもの」という意味です。「あなたのもの」は yours,「彼の／彼女のもの」は his / hers と言います。

099

病棟編 Chapter 3

04 ナースコールでの呼び出しに対応する

モーガンさん（M）からのナースコールです。看護師（N）が受話器を取って対応しています。

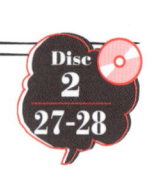

Disc 2 27-28

Quiz

旅行者にサクラ病院の場所を聞かれました。下の地図を見て，①〜③の答えを完成させましょう。

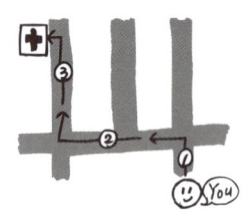

Excuse me, how can I get to Sakura Hospital?
すみません，サクラ病院へはどう行けばいいでしょうか。

❶ Go (　) and turn (　).
❷ Then (　) (　) at the second corner.
❸ You will (　) the hospital on the (　).

☞答えは 102 ページ

N：どうされましたか。

M：ティッシュの箱を落としてしまいました。

N：わかりました。すぐに伺います。

● 看護師がやって来て

N：モーガンさん，お待たせしました。

M：すみません。
　　ベッドの下にあります。

N：はい，どうぞ。
　　よろしければ，ティッシュの箱をベッドの柵に固定しましょうか。

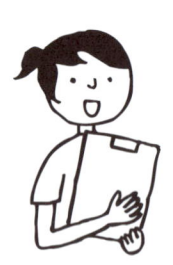

M：ああ，それはいいですね。
　　お願いします。

解説

◆「すぐに伺います」は，I'll be right there.，または，I'll be right with you. などと言うことができます。この場合の right は「すぐに」という意味の副詞ですが，soon のように文の最後には置くことはできません。同様に「すぐ戻ります」は，I'll be right back. または I'll come right back. などと言います。

◆「お待たせしました」はとても長く待たせてしまった場合でなければ，Sorry to have kept you waiting. のような言い方よりも，Hello, Mr. Morgan. の方が自然です。

[98 ページ Quiz 解答]
①Where is the men's room? / Where is the ladie's room?（トイレはどこですか）
②Where is Momiji department store?（もみじデパートはどこですか）　③Where can I buy some water?（水はどこで買えますか）

100

Useful phrase

I'll be right there.

すぐに伺います。

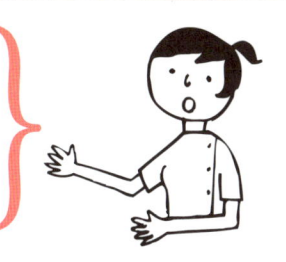

N : **How may I help you?**

M : **I dropped** the tissue box.

N : OK. I'll be right there.

N : Hello, Mr. Morgan.

M : **Sorry to bother you**.
It's under the bed.

N : **Here you go**.
Would you like me to **attach** the tissue box **to** the **bed rail**?

M : Oh, that's a good idea.
Thank you.

How may I help you?
どうされましたか

drop
〜を落とす

Sorry to bother you
（わずらわせて）すみません
※ bother：〜をわずらわせる

Here you go
はい，どうぞ

attach ... to 〜
…を〜に固定する

bed rail
ベッドの柵

日用品の表現

ハンカチやメガネなどの日用品の表現を覚えましょう。

- handkerchief　　ハンカチ
- glasses　　メガネ
- contact lenses　　コンタクトレンズ
- cell phone　　携帯電話
- telephone card　　テレホンカード

- pocketbook　　手帳
- cosmetics　　化粧品（通常は複数形）
- wallet　　財布
- valuables　　貴重品（通常は複数形）

and more

病棟編 Chapter 4 骨折患者の日常生活の援助

01 朝の巡回で患者の状態を確認する

通勤途中にバイクで転倒した男性（ジャクソンさん：J）が，右足の大腿骨骨折でサクラ病院に入院しています。ジャクソンさんは，直達牽引中のためベッドから動くことができません。
※N：看護師

Disc 2 29-30

Quiz

I'd like～を使って，①～③のものを注文しましょう。

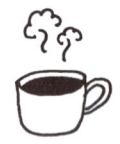

① 温かいココア

② フライドポテト

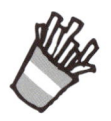

③ 目玉焼き

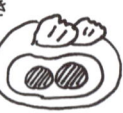

☞答えは104ページ

N：おはようございます，ジャクソンさん。

J：おはようございます。

N：体温を測りますね。
　楽にしていてください。

●体温計を見ながら

N：正常ですね。
　昨夜はよく眠れましたか。

J：いいえ。
　足が痛くて眠れませんでした。

N：痛み止めは飲みましたか。

J：はい，でも3時間くらいしか効きませんでした。

N：そうですか。それは先生に相談してみますね。
　他に気になっていることはありますか。

J：できればシャワーを浴びたいんですが…。

N：そうですね…。シャワーはまだ無理なので，代わりに体を拭きましょう。

解説

◆動詞 take には多くの意味があり，ここにも3つの意味が出てきます。整理しておきましょう。

(1)「～を測る」
・take your temperature（あなたの体温を測る）
・take your blood pressure（あなたの血圧を測る）

(2)「（薬など）を服用する，飲む」
・take a painkiller（痛み止めを飲む）
・take a medicine（薬を飲む）

(3)「（シャワー）を浴びる，（お風呂）に入る」
・take a shower（シャワーを浴びる）
・take a bath（お風呂に入る）
※(3)の意味では have も使われます。

【100ページ Quiz 解答】
①straight, left（まっすぐ進んで，左に曲がります）　②turn right（それから2つ目の角を右に曲がります）
③see（または find), left（病院が左側に見えます）

Useful phrase

Is there anything else that is bothering you?

他に気になっていることはありますか。

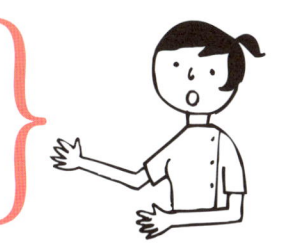

N : Good morning, Mr. Jackson.

J : Good morning.

N : Let me **take your temperature**.
Please relax.

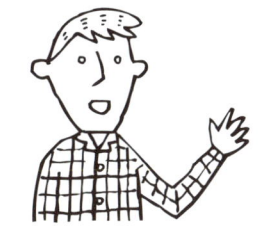

N : It is **normal**.
Did you sleep well last night?

J : **Not really**.
I couldn't sleep because my **leg hurt**.

N : Did you take the **painkiller**?

J : Yes, but it **wore off** after three hours or so.

N : I see. I'll ask the doctor about it.
Is there anything else that is **bothering** you?

J : I'd like to take a shower **if possible**.

N : Well… You can't have a shower yet, but we can **give** you **a bed bath**.

---

take one's temperature
〜の体温を測る

normal
正常な

not really
いいえ

leg
足（脚の部分）

hurt
痛む

painkiller
痛み止め

wear off
（効き目が）薄れる
(wear の過去，過去分詞は wore, worn)

bother
〜にとって気になる，〜を悩ませる

if possible
できれば

give 〜 a bed bath
（ベッド上で）〜の体を拭く
※ bed bath：清拭

体温の表現   *and more*

体温を伝えるときの表現を覚えましょう。

- a slight fever　　　　　　微熱
- a normal temperature　　平熱
- a high temperature　　　高熱
- 37 degrees centigrade (98.6 degrees Fahrenheit)　　摂氏 37 度（華氏 98.6 度）
- 38 degrees centigrade (100.4 degrees Fahrenheit)　摂氏 38 度（華氏 100.4 度）

＊摂氏は Celsius（セルシィアス）とも言います。摂氏から華氏への換算式は，華氏(°F)＝摂氏(℃)×1.8+32 です。

病棟編 Chapter 4

02 ベッド上で清拭を行う

ジャクソンさん（J）の体を拭く準備をして，看護師（N）が戻って来ました。

Disc 2 31-32

Quiz

ショッピング中に，すてきな服を見つけました。
カッコに単語を入れて，店員にいろいろ聞きましょう。

❶ もっと小さいサイズはありますか。
Do you have a ( )( )?

❷ 色違いのものはありますか。
Do ( )( ) another ( )?

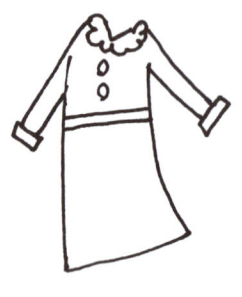

❸ 黄色のを買います。
I'll ( ) the ( ) one.

☞答えは 106 ページ

N：では，体を拭きますよ。

J：お願いします。

●蒸しタオルを渡しながら

N：顔をこれで拭いてください。

●顔を拭き終わったジャクソンさんに

N：では，服を脱ぎましょう。
　上着のボタンをはずしてもらえたら，後は私がやります。
　楽にしていてくださいね。

●ジャクソンさんの皮膚の状態を確認しながら，体を拭いています

N：寒かったら言ってくださいね。
　力加減は強すぎないですか。

J：いえ，ちょうどいいです。

N：腰のあたりが少し赤いですね。
　痛みはありませんか。

J：特にありません。

N：同じ姿勢で寝ていると床ずれができやすいんですよ。
　予防のためにこれから毎日体を拭きますね。

J：それはありがたいです。

解説

◆「患者さんに清拭をする」は give a patient a bed bath です。「清拭」は bed bath の他に sponge bath とも呼ばれ，イギリスでは blanket bath とも呼ばれます。日本語では「体を拭く」という表現を使いますが，英語では bath なので，使われる動詞は wash です。蒸しタオルで拭くようなときも wash を使います。

◆体を拭くときの強さは hard で表します。強すぎるときは too hard, もっと強くしてほしいときは Please rub harder.（rub：こする），反対に弱くしてほしいときは Please rub not so hard. となります。

◆「腰」は，ここでは片側なので複数にせず hip と言っています。腰の少し上は side（わき腹）で，少し下は bottom（お尻）になります。　【141 ページ参照】

【102 ページ Quiz 解答】
①I'd like a cup of hot chocolate.（温かいココアをください）　②I'd like French fries.（フライドポテトをください）
③I'd like fried eggs.（目玉焼きをください）

104

Chapter 4　骨折患者の日常生活の援助

Useful phrase

I'm here to give you a bed bath.

では，体を拭きますよ。

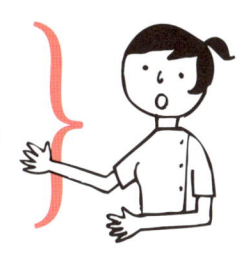

N : **I'm here to** give you a bed bath.

J : Thank you.

N : Please **wash** your face with this.

N : OK. Please **get undressed**.
　　If you can **unbutton** your **top**, I'll do the **rest**.
　　Please relax.

N : Tell me if you feel cold.
　　Am I pressing too hard?

J : No, it's just right.

N : It's a little red around your **hip**.
　　Does it hurt?

J : **Not in particular**.

N : If you keep lying in the same **position**, you might **develop bedsores**.
　　I'll give you a bed bath every day to **prevent** it.

J : **I appreciate it**.

I'm here to ~
それでは〜しますよ，〜しに来ました

wash
体（の一部）を洗う，拭く

get undressed
服を脱ぐ

unbutton
〜のボタンをはずす

top
上着

rest
後のこと，残っていること

hip
腰

not in particular
特にない

position
位置

develop bedsores
床ずれができる

prevent
〜を予防する

I appreciate it
それはありがたい

患者さんのケアの表現　　and more

ケアで使われることのある動詞には，次のようなものがあります。

- massage　もむ
- scratch　かく
- pat　軽くたたく
- rub　さする
- wipe　拭く
- wash　洗う（水を含ませたタオルで拭くことも含む）
- tighten　（ベルトなどを）締める
- loosen　（ベルトなどを）緩める

105

病棟編 Chapter 4

03 ベッド上で足浴を行う

ジャクソンさん（J）の部屋に，足浴の道具一式を持って看護師（N）が入って来ました。

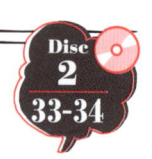

Disc 2 33-34

Quiz

カッコに単語を入れて，①〜③のことをカフェのウエイターに頼みましょう。

❶暑いので窓を開けてください。
It's hot. (　) you (　) the window?

❷メニューを持ってきてください。
(　) you bring (　) a menu?

❸お水をください。
(　) I have (　) water?

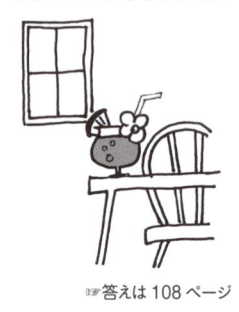

☞答えは108ページ

N：今日は左足（いい方の足）だけお湯で洗いましょう。血行がよくなりますよ。

J：ベッドの上で洗うということですか。

N：ええ，防水シーツを使うので大丈夫です。

J：そうなんですか。それはうれしい。

●足浴の準備ができました

N：左足を持ち上げますね。右足は動かさないでください。

J：はい。

N：少しお湯をかけますね。熱くないですか。

J：いや，ちょうどいいです。

N：では，足をお湯につけますよ。5分くらいこのままでいましょう。

解説

◆「足浴」は英語では foot bath で，foot（くるぶしから下）を主に洗います。
◆この患者さんは右足の大腿骨骨折なので右足が使えません。日本語では「いい方の足だけ洗いましょう」と言うところですが，英語では「左足」とはっきり言った方がよいでしょう。また，くるぶしから上を指すときには英語では leg（脚）になるので，「左足を持ち上げますね」に対する英語は，I'll lift your left leg. になります。
◆日本語で「熱くないですか」というところは，英語では Is it too hot? となります。日本語をそのまま英語にして Isn't it too hot? と言うと，「たぶん熱すぎるでしょう」という意味になってしまいます。
【36ページ参照】

【104ページ Quiz 解答】
①smaller one（または smaller size）　②you have, color　③take, yellow

Useful phrase

I'll put your foot in the water.

足をお湯につけますよ。

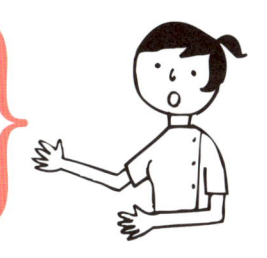

N : I'll wash just your left foot today.
　　It will help your **circulation**.

J : **Do you mean** you are going to wash it on the bed**?**

N : Yes. If we use a **waterproof sheet**, we can do it.

J : Is that right?
　　That sounds great.

N : I'll **lift** your left leg.
　　Please don't move your right leg.

J : OK.

N : I'll **pour** some warm water.
　　Is it too hot?

J : No, it's **just right**.

N : Now I'll put your foot in the water.
　　Let's **keep** it **like that** about five minutes.

---

circulation
血行

Do you mean ~?
～という意味ですか

waterproof
防水加工した

sheet
シーツ

lift
～を持ち上げる

pour
（水などを）かける

just right
ちょうどよい

keep ~ like that
～をこのままにする

温度の表現

お湯の温度や室内の温度に関する表現を覚えましょう。

- The water is hot.　　　　　　　　　お湯が熱い。
- The water is lukewarm.　　　　　　お湯がぬるい。
- The water is cold.　　　　　　　　　水が冷たい。
- It is uncomfortably hot in the room.　部屋が（不快なほど）暑い。
- It is uncomfortably cold in the room.　部屋が（不快なほど）寒い。
- It is chilly.　肌寒い。
- It is humid.　蒸し暑い。

and more

[104 ページ Quiz 解説]
大きいサイズがあるか聞くときは，Do you have a bigger one? (または Do you have a bigger size?) と言います。

病棟編 Chapter 4

04 ベッド上で洗髪を行う

巡回中の看護師（N）がジャクソンさん（J）の様子を見に部屋に入って来ました。ジャクソンさんは，しきりに頭をかいています。

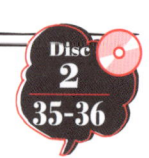

Disc 2 35-36

Quiz

①～③の数字を，英語で言いましょう。

❶ 565
❷ 24,111
❸ 38,975,432

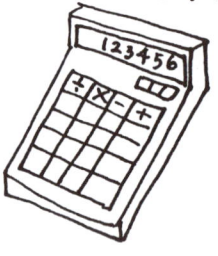

☞答えは 110 ページ

N：こんにちは，ジャクソンさん。どうかされましたか。

J：頭がかゆくてどうしようもありません。

N：髪を洗いましょうか。

J：ベッドがぬれてしまいませんか。

N：大丈夫です。
　　いつもやっていることですから。

● 洗髪道具一式を持った看護師が戻って来て，洗髪が始まりました

N：かゆいところはどこですか。

J：後ろの方です。

N：このあたりですか。

J：ええ，気持ちいいです。

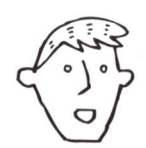

解説

◆患者さんが何か言いたそうにしていたら，Is there a problem?（どうかされましたか）と積極的に聞きましょう。

◆We do it all the time.（いつもやっていることですから）は知っていると大変便利な表現です。患者さんが心配そうにしていたり，気をつかって遠慮しているときなどにぜひ使ってみてください。

◆英語では，「痛い」や「かゆい」のような，日本語では形容詞になる表現を動詞で表すことがよくあります。Where does it itch?（かゆいところはどこですか），Where does it hurt?（痛いところはどこですか）などはすぐ口をついて出るようにしておきましょう。

【106 ページ Quiz 解答】
①Would（または Could, Can），open　②Would（または Could, Can），me　③Could（または Can），some

Chapter 4 骨折患者の日常生活の援助

Useful phrase

Where does it itch?

かゆいところはどこですか。

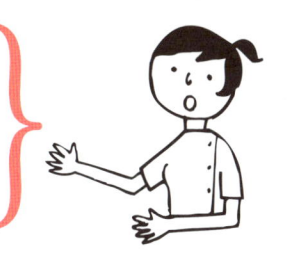

N : Hello, Mr. Jackson. Is there a problem?

J : My head is so **itchy** I **can't stand it**.

N : **Should I** wash your hair?

J : Won't it **make the bed wet**?

N : Please don't **worry**.
We do it **all the time**.

N : Where does it **itch**?

J : The back.

N : Around here?

J : Yes. Oh, that feels good.

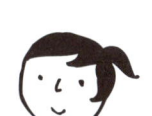

itchy
かゆい（形容詞）

can't stand it
我慢ができない

Should I 〜?
〜しましょうか

make the bed wet
ベッドをぬらす

worry
心配する

all the time
しょっちゅう

itch
かゆい（動詞）

方向の表現　　　　　　　　　　　　　　　　　　　　　　and more

方向を表す表現を覚えましょう。Where does it itch?（かゆいところはどこですか）の答えとして言ってみましょう。

- The front.　　　前の方。
- To the right.　　右の方。
- To the left.　　 左の方。
- Below there.　　下の方。
- Above there.　　上の方。
- Further down.　　もっと下の方。
- Further up.　　　もっと上の方。
- Upper right.　　 右上。
- Lower right.　　 右下。

【106 ページ Quiz 解説】
③は Would（Could, Can）you bring me some water? とも言います。

病棟編 Chapter 4

05 ベッド上での排泄を介助する

ナースコールで依頼があり，これからジャクソンさん（J）の排せつ介助を行います。
※ N：看護師

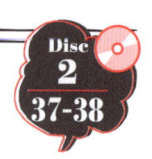

Disc 2 37-38

Quiz

以下の住所を，英語で言いましょう。

❶ 東京都さくら区神田1-11
❷ 神奈川県みなと市しおさいヶ丘 5-4

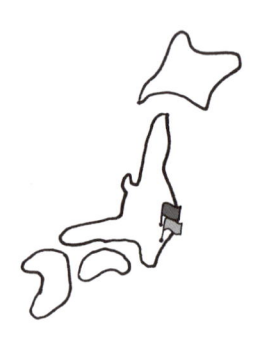

☞ 答えは112ページ

N：こちらに尿器をあてますね。

J：はい。あと，便も出るかもしれません。

N：では便器も当てておきますね。
　　左膝を立てて少し腰を上げてください。

● 便器を差し込み終えて

N：痛いところはないですか。

J：大丈夫です。

N：私はナースステーションにいますね。
　　終わったらこれ（ナースコール）で呼んでください。

● ナースコールで呼ばれた看護師が戻って来て

J：終わりました。

N：すっきりしましたね。
　　（お下を）お湯で洗いましょう。

J：汚いのに（不愉快なことなのに），すみません。

N：気にしないでください。
　　大丈夫ですよ。

解説

◆「便が出る」は，患者さんが言う場合 do a bowel movement または move my bowels が多いでしょう。Do you think you might do a bowel movement?（便が出そうですか）などと聞けます。なお辞書に出ている defecate（排泄する），empty the bowels，また relieve the bowels（relieve：解放する）などは他人について客観的に言うときの表現なので，患者さんに対して言うのは適切ではありません。また，俗語や卑語も多くあるので気をつけたいところです。

◆「腰」とか「お下」あるいは「お尻」などは，状況でわかっていますから，特にそういう単語を言う必要はありません。「腰を上げて」は lift up，「お下を洗う」は wash you で十分です。

[108 ページ Quiz 解答]
① five hundred sixty-five　② twenty-four thousand one hundred eleven
③ thirty-eight million nine hundred seventy-five thousand four hundred thirty-two

110

Chapter 4　骨折患者の日常生活の援助

Useful phrase

Please bend your left knee and lift up a little.

左膝を立てて少し腰を上げてください。

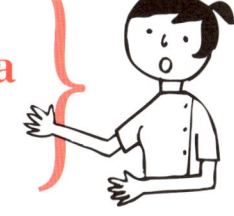

N : I'll put the **urinal** over here.

J : OK. I might have to **do a bowel movement**.

N : I'll put the **bedpan** under here, too.
　　　Please bend your left **knee** and **lift up** a little.

N : Does it hurt **anywhere**?

J : I'm all right.

N : I'll be in the **nurses' station**.
　　　Please call me using this **when you are done**.

J : I'm done.

N : You must feel much better.
　　　I'll wash you with warm water.

J : Thank you for doing this. It must be **unpleasant**.

N : **You are welcome**.
　　　No problem.

ユリナル
urinal
尿器

do a bowel movement
便が出る
※ bowel：腸

bedpan
便器

knee
膝

lift up
上げる
［ここでは「腰を上げる」と意訳］

anywhere
（疑問文で）どこか

nurses' station
ナースステーション

when you are done
終わったら

unpleasant
不愉快な

You are welcome
どういたしまして，お気になさらずに

排せつ・排せつ物の表現　　　　　　　　　　　　　　and more

排せつに関する表現，排せつ物の状態の表現には，次のようなものがあります。

- hard stool　　　　固い便
- loose stool　　　　軟らかい便
- diarrhea　　　　　下痢
- constipation　　　便秘
- a constant urge to urinate (feeling of residual urine)　　残尿感

- bloody urine (hematuria)　　　　　血尿
- urinary frequency (pollakiuria)　　頻尿
- bedwetting (night enuresis)　　　　夜尿

＊カッコ内は医学の専門用語です。

06 不眠を訴える患者に対応する

消灯後の巡回をしている看護師（N）が，ジャクソンさん（J）の病室に見回りに来ました。ジャクソンさんはまだテレビを見ています。

Disc 2 39-40

Quiz

以下の年を，英語で言いましょう。

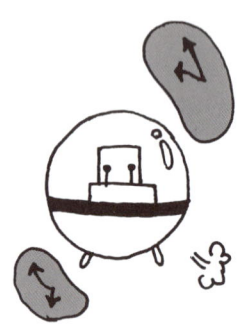

❶ 1992 年
❷ 2004 年
❸ 2100 年

☞答えは 114 ページ

N：ジャクソンさん，眠れませんか。

J：ええ。動けないせいで，何だかイライラして寝つけないんです。

N：体が動かせないのはストレスになりますよね。
　　先生に相談して睡眠薬を出してもらいますか。

J：いや，薬は使いたくないんです。

N：体の向きを変えてみましょうか。
　　枕を使ってできますよ。

J：お願いします。

N：これでどうですか。

J：この方がずっといいです。
　　眠れるかもしれません。
　　テレビを消してもらえますか。

N：わかりました。おやすみなさい。

解説

◆have a hard time ～ing は，覚えておくと大変便利な表現です。口語ではよく，最初の Are you～ が省略されます。Having a hard time swallowing?（なかなか飲み込めませんか），Having a hard time going to the bathroom?（なかなか排尿/排便できませんか），Having a hard time staying awake?（起きているのが大変ですか）など，広範囲に使えます。

◆「これでどうですか」は How's this? でも十分ですが，How about this position?（この向きはどうですか），How do you feel now?（ご気分はいかがですか），Is this more comfortable?（こっちの方が楽ですか）など他にもいろいろな表現が可能です。

【110 ページ Quiz 解答】
①1-11 (one eleven) Kanda, Sakura-ku, Tokyo　②5-4 (five four) Shiosaigaoka, Minato-shi, Kanagawa

Chapter 4　骨折患者の日常生活の援助

Useful phrase

Would you like me to change your position?

体の向きを変えてみましょうか。

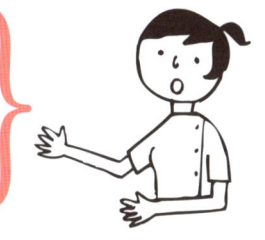

N : **Having a hard time going to sleep**, Mr. Jackson?

J : Yes. I can't move, so I **get irritated** and it's hard to **get to sleep**.

N : I can understand it is **stressful** when you can't move.
Should I **ask** your doctor **to prescribe sleeping pills**?

J : No. I don't really want to use medicine.

N : Would you like me to change your position?
We can use these **pillows**.

J : OK.

N : How's this?

J : This is much better.
I **may be able to** go to sleep.
Would you **turn off** the TV?

N : Sure. Good night.

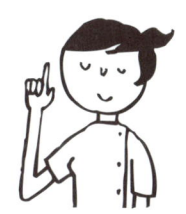

---

have a hard time ~ing
なかなか~できないでいる

go to sleep
眠る

get irritated
イライラする

get to sleep
寝つく

stressful
ストレスの多い

ask ~ to ...
~に…するよう頼む

prescribe
~を処方する

sleeping pills
睡眠薬

pillow
枕

may be able to ~
~できるかもしれない

turn off
（テレビなどを）消す

Would you like me to ~?　~しましょうか　　*and more*

Would you like me to~? を使って,「~しましょうか」という表現を練習しましょう。

- Would you like me to bring a blanket?　　毛布を持ってきましょうか。
- Would you like me to bring some water?　　水を持ってきましょうか。
- Would you like me to turn up the heater?　　暖房を強くしましょうか。
- Would you like me to lower the bed?　　ベッドを倒しましょうか。
- Would you like me to raise the bed?　　ベッドを起こしましょうか。

【110 ページ Quiz 解説】
カッコ内は発音の仕方です。

病棟編 Chapter 4

07 うまく食べられない患者を援助する

食事の時間です。ジャクソンさん（J）は仰向けなので，うまく食事ができません。そこに，看護師（N）が様子を見に来ました。

Disc 2 41-42

Quiz

ジェーンさんとの待ち合わせに遅刻しそうです。カッコに単語を入れて，メールを完成させましょう。

ジェーンへ
ごめん，20分遅刻します。
あのカフェで待ってて。
Hi Jane,
I'm sorry but (　)
(　) 20 minutes (　).
Please wait (　) the coffee shop.

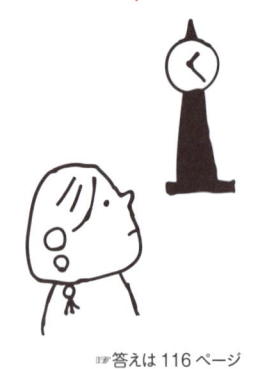

☞答えは116ページ

N：ジャクソンさん，どんな具合ですか。

J：うまくいきません。
　　いつもこぼしてしまいます。

N：お手伝いしましょうか。

J：いえ結構です。
　　自分で食べたいんです。

N：では，食べやすいようにテーブルの高さを調整しましょう。
　　ご飯はおにぎりにして来ましょうか。

J：そうしてください。
　　助かります。

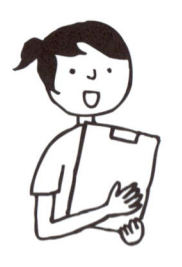

解説

◆この看護師は患者さんが自分でしたいという気持ちを尊重して，自力でやりやすいようにする配慮をしていますが，これはとても大切なことですね。「〜しましょう」と申し出るときは Let me 〜，「〜しましょうか」と提案するときは Should I 〜? と覚えておけば間違いありません。

◆Should I ask them to make it into a rice ball? [直訳：それをおにぎりにするよう彼らに頼みましょうか] は，実際におにぎりを作るのは調理担当者など看護師以外の人なので，them（特に限定しない人を指す）が使われています。

◆大腿骨骨折は，医学用語では femoral fracture, 一般用語では broken thigh bone です。

【112ページ Quiz 解答】
①nineteen ninety-two　②two thousand four　③twenty one hundred

Chapter 4 骨折患者の日常生活の援助

Useful phrase

Let me adjust the height of the table.

テーブルの高さを調整しましょう。

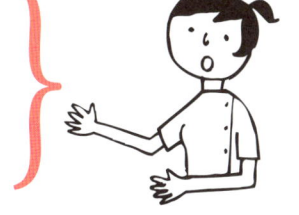

N : **How is it going**, Mr. Jackson**?**

J : I'm not **doing a good job**.
　　I **keep spilling**.

N : May I help you?

J : No, thank you.
　　I'd like to **do it myself**.

N : Let me **adjust** the **height** of the table to make it easier.
　　Should I ask them to **make** it **into** a **rice ball**?

J : Please do that.
　　Thank you.

How is it going?
どんな具合ですか

do a good job
うまくやる，成し遂げる

keep
いつも〜である，〜の状態を保つ

spill [スピル]
〜をこぼす

do it oneself
自分でする〔ここでは「自分で食べる」〕

adjust
〜を調整する

height
高さ

make 〜 into ...
〜を…にする

rice ball
おにぎり

Should I 〜？　〜しましょうか

and more

Should I 〜？ を使って，「〜しましょうか」という表現を練習しましょう．

- Should I call the doctor?　　　　　　　　先生を呼びましょうか．
- Should I ask your family?　　　　　　　　ご家族に聞いてみましょうか．
- Should I turn off the light?　　　　　　　電気を消しましょうか．
- Should I turn off the air conditioner?　　冷房を消しましょうか．
- Should I take a look?　　　　　　　　　　見てみましょうか．

＊Should I 〜？ は，あまり使いすぎると「やりたくないのにやらなくてはいけないんですか」という響きをもつようになるので，基本的には Would you like me to 〜？ で表現し，ときどき Should I 〜？ をバリエーションとして使うようにしましょう．

【112ページ Quiz 解説】
2015 年は，twenty fifteen と上 2 桁と下 2 桁を区切って言います．

病棟編 Chapter 5 分娩の介助と産後の育児指導

01 入院する産婦がナースステーションに来る

サクラ病院で出産予定の女性（フォスターさん：F）が，いよいよ入院することになり，ナースステーションに来ています。
※N：看護師

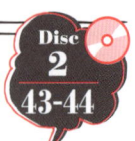

Disc 2 43-44

Quiz

カッコに単語を入れて，ジェーンさんとスミスさんの会話を完成させましょう。

J こんにちは，スミスさん。
Hi. How ( ) ( ), Mr. Smith?

S やあ。これから釣りに行くんですよ。
Fine. I'm ( ) fishing today.

J いいですね。楽しんでくださいね。
Sounds ( ). Enjoy yourself.

S ありがとう。では。
( ) you. Have ( ) ( ) day!

☞答えは118ページ

F ：すみません。
先ほどお電話したフォスターです。

N ：ジェシカ・フォスターさんですね。
診察券と母子手帳をお預かりします。

F ：はい。

N ：予定日より5日早いですね。
破水はしましたか。

F ：まだです。
でも，少し出血がありました。

N ：わかりました。
では，陣痛室へご案内しましょう。

解説

◆「予定日より早い」は before the due date ですが，before the baby is due と言うこともできます。

◆「母子手帳」は役所では Mother and Child Health Handbook など直訳の英語をあてることが多いですが，日本語を使った方がわかりやすいでしょう。

◆「破水した」は Her water broke. と言います。

◆「陣痛」は labor ですから「陣痛室」は labor room となります。「陣痛が始まった」は，She went into labor. や Her labor started. などと言います。

116

【114ページ Quiz 解答】
I'll be, late / in

Useful phrase

It's five days before the due date.

予定日より5日早いですね。

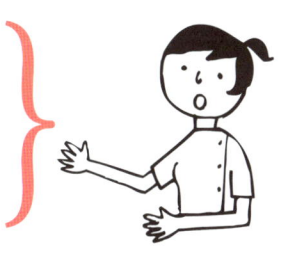

F : Excuse me.
My name is Foster. I called **a little while ago**.

N : Right, Ms. Jessica Foster.
May I have your **patient ID card** and boshi techoo?

F : Sure.

N : It's five days before the **due date**.
Did **your water break**?

F : **Not yet**,
but there was a little **bleeding**.

N : I see.
Let me take you to the **labor room**.

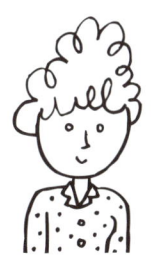

a little while ago
先ほど

patient ID card
診察券

due date
予定日

one's water break
破水する

not yet
まだです

bleeding
出血

labor room
陣痛室

産科の施設や設備の名称

産科に関係する施設や設備の名称を覚えましょう。

- labor room　　　　陣痛室
- delivery room　　　分娩室
- nursing room　　　授乳室
- newborn nursery　新生児室
- delivery table　　　分娩台
- natural delivery　　自然分娩
- cesarean section　帝王切開

and more

117

病棟編 Chapter 5

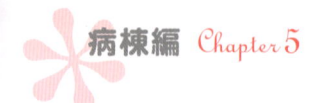

02 陣痛室で、産婦に声かけをする

フォスターさん（F）は、陣痛室のベッドで横になっています。これから、医師の内診が始まります。
※N：看護師　Dr：医師

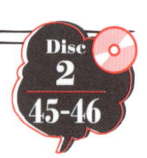

Disc 2　45-46

N：膝を立てて、足を開いてください。

Dr：（お産までは）まだ時間がかかりそうですね。
　　ゆっくり息をしてリラックスしていてください。

●陣痛に耐えているフォスターさんに

N：できるだけ楽な姿勢を取るといいですよ。

F：ああ、少し楽になりました。

N：痛みのないときは、何か食べたり歩いたりしてもいいですよ。

F：わかりました。

N：もう少しです。
　　がんばりましょう。

F：がんばります。

Quiz

いろいろなものが、使えなくなったりこわれたりしてしまいました。**work** を使って、使えなくなったことを伝えましょう。

❶ 私のルームキー
❷ ジェーンの携帯電話
　（cell phone）
❸ エアコン
　（air conditioner）
とラジオ

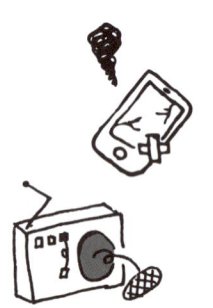

☞答えは120ページ

解説

◆日本語では「がんばりましょう」「がんばります」のようなやりとりがよくありますが、英語で Do your best.（ベストを尽くしてください）などとすると、今のやり方がベストでないという響きになってしまうので、「この調子でがんばりましょう」という気持ちが伝わる You are doing great.（その調子ですよ）や You are doing a wonderful job.（いいですね）といった表現を使って励ましましょう。

【116ページ Quiz 解答】
are you / going / nice（または good）/ Thank, a nice

Chapter 5 分娩の介助と産後の育児指導

Useful phrase

Try to make yourself as comfortable as you can.

できるだけ楽な姿勢を取るといいですよ。

N : Please **bend your knees** and **spread** your legs.

Dr : It **looks like** it will be longer.
　　Please **breathe** slowly and **stay relaxed**.

N : **Try to make yourself as comfortable as you can**.

F : OK. This is a little better.

N : You can **go ahead and** eat or **walk around** if it doesn't hurt.

F : I see.

N : **You are almost there**.
　　You are doing great.

F : Thank you.

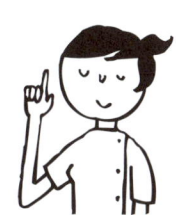

---

bend one's knees
膝を立てる

spread
開く

look like ～
～のように見える

breathe（ブリーズ）
呼吸する

stay relaxed
リラックスしている

try to ～
～しようと努める

make oneself comfortable
楽にする，くつろぐ

as ～ as you can
できるだけ～

go ahead and ～
（遠慮せず）～する

walk around
歩き回る

You are almost there
もう少しです

呼吸に関する表現　and more

呼吸に関する表現には，次のようなものがあります。

- breathe in　　　　　息を吸う
- breathe out　　　　息を吐く
- take a deep breath　深呼吸する
- hold one's breath　　　　　　息を止める
- breathe through the mouth　口呼吸する
- shortness of breath　　　　　息切れ

119

03 分娩室に移動し，分娩の介助をする

子宮口が全開大になったので，フォスターさん（F）は分娩室に移動しました。
※ N：看護師　Dr：医師

Disc 2 / 47-48

Quiz

旅行でアメリカにやって来ました。カッコに単語を入れて，①～③のことをやってみましょう。

❶ ホテルのチェックイン
I'd ( ) ( ) check in, ( ).

❷ タクシーで XYZ ホテルへ行く
XYZ hotel, ( ).

❸ 円からドルへの両替
I'd ( ) ( ) exchange yen ( ) dollars, ( ).

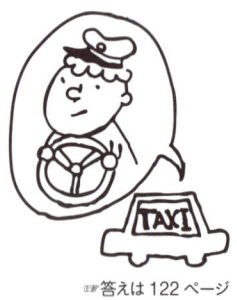

☞ 答えは 122 ページ

● 分娩台を指しながら

N：ここに横になってください。
　　赤ちゃんの状態を見るモニターを付けますよ。

F：赤ちゃんは元気でしょうか。

N：これが赤ちゃんの心音ですよ。
　　元気そうですね。

● 破水があり，いよいよ分娩が始まるようです

N：まだいきまないでくださいね。
　　息を吸って，吐いて，そう，その調子です。

● 無事，赤ちゃんが産まれました

N：おめでとうございます。元気な男の子です。

F：ああ，よかった。

Dr：少し待ってくださいね。
　　処置が終わるまで，もうちょっとだけがんばってください。

解説

◆「赤ちゃんの状態を見る」は，see the condition of the baby などの表現より，see how the baby is doing のように how の節を使う方が柔らかくて自然です。
◆「おめでとうございます。元気な男の子ですよ」が日本語では自然な表現ですが，英語では Congratulations! It's a boy! という方が自然です。It's a fine boy! では直訳調になってしまいます。
◆ Thank goodness. は安堵したとき，驚いたときなどに使えます。
◆「子供を生む」は，give birth (to a baby), have a baby を使います。

【118 ページ Quiz 解答】
①My room key doesn't work.（私のルームキーがだめになりました）　②Jane's cell phone doesn't work.（ジェーンの携帯電話がこわれました）
③Neither the air conditioner nor the radio works.（エアコンとラジオが動きません）

Chapter 5　分娩の介助と産後の育児指導

Useful phrase

Congratulations! It's a boy!

おめでとうございます。元気な男の子です。

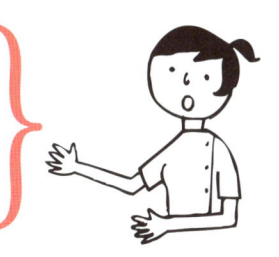

N : Please lie down here.
I'll **hook** you **up to** a **monitor** to see how the baby is doing.

F : Is my baby all right?

N : This is the baby's **heartbeat**.
It sounds fine.

N : Don't **strain** yet.
Breathe in and **breathe out**, just like that.

N : **Congratulations**! It's a boy!

F : **Thank goodness**.

Dr : We are **almost done**.
Please be **patient** just a little longer until everything is finished.

---

hook ~ up to ...
…に~をつなぐ

monitor
モニター

heartbeat
心音

strain
いきむ

breathe in
息を吸う

breathe out
息を吐く

Congratulations
おめでとうございます

Thank goodness
ああ，よかった

almost done
もう少し

patient
我慢して

Don't ~ yet.　まだ~しないでください

Don't ~ yet. を使って，「まだ~しないでください」という表現を練習しましょう。

- Don't take it off yet.　　　まだ外さないでください。
- Don't open your eyes yet.　まだ目を開けないでください。
- Don't move your arm yet.　まだ腕を動かさないでください。
- Don't get up yet.　　　　　まだ起き上がらないでください。
- Don't stand up yet.　　　　まだ立ち上がらないでください。

＊左の表現はきつい言い方に思われるかもしれませんが，実際には「~しないでください」というストレートな表現です。失礼にはなりません。

and more

病棟編 Chapter 5

04 出産後の容体を確認し，授乳の指導をする

出産を終えたフォスターさん（F）は，病室に移動しました。赤ちゃんは新生児室で過ごしています。
※N：看護師

Disc 2 49-50

Quiz

下のポスターを見て，①～③の質問に答えましょう。

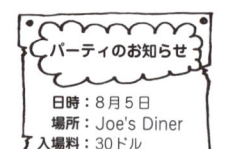

```
パーティのお知らせ
日時：8月5日
場所：Joe's Diner
入場料：30ドル
ゲスト：ドニー・ジェップ
```

❶ Where is the party going to be?
パーティはどこで開催されますか。

❷ How much does it cost to attend the party?
パーティに出るにはいくらかかりますか。

❸ Who is the guest of honor?
パーティのゲストはだれですか。
☞答えは 124 ページ

N：フォスターさん，調子はいかがですか。
　　出血はまだありますか。

F：だんだん少なくなっています。

N：下腹部の痛みはまだありますか。

F：我慢できる程度です。

N：では，赤ちゃんにおっぱいをあげに行きましょう。

● 授乳室に移動したフォスターさんに赤ちゃんを抱かせて

N：乳首をコットンで拭いてください。
　　赤ちゃんに乳首を含ませましょう。

F：こうですか。

N：いいですよ。
　　左右のおっぱいを 5，6 分ずつ吸わせてください。

F：はい。

N：終わったら，赤ちゃんをこうして縦に抱っこして，げっぷをさせてくださいね。

解説

◆ nurse という英語は，もともと「～に授乳する」「（子どもを）育てる」の意味で使われていました。18 世紀になると，「（患者の）看護をする」という意味でも用いられるようになります。英語の nurse（看護師）は，このような人間の生命の存続に深く関わる意味から派生した職業名と言えます。

◆ burp は「げっぷをする（自動詞）」の意味で使われることが多いですが，目的語が赤ちゃんの場合には「～にげっぷをさせる（他動詞）」の意味で使うことができます。

【120 ページ Quiz 解答】
① like to, please.　② please　③ like to, for, please

Chapter 5 分娩の介助と産後の育児指導

Useful phrase

Would you like to go nurse your baby?

赤ちゃんにおっぱいをあげに行きましょう。

N : How are you doing, Ms. Foster?
　　Is there still a little **bleeding**?

F : It's **getting less** and less.

N : Do you still have pain in your **lower belly**?

F : I can **put up with** it.

N : Would you like to **go nurse** your baby?

N : Please **wipe** your **nipple** with the **cotton**.
　　Put it in the baby's mouth.

F : Like this?

N : Right.
　　You can nurse five to six minutes from each nipple.

F : OK.

N : When he's done, **hold** him **up** like this and **burp** him.

---

bleeding
出血

get less
少なくなる

lower belly
下腹部

put up with ～
～を我慢する

go nurse ～
～に授乳しに行く
※ nurse：授乳する

wipe
～を拭く

nipple
乳首

cotton
コットン

hold ～ up
（赤ん坊などを）縦に抱く

burp
～にげっぷをさせる

Do you still have ～?　まだ～はありますか

and more

Do you still have ～? を使って，「まだ～はありますか」という表現を練習しましょう。

- Do you still have a headache?　　　まだ頭痛はありますか。
- Do you still have a cough?　　　　　まだ咳は出ますか。
- Do you still have phlegm? / Is there still phlegm?　　　まだ痰は出ますか。
- Do you still have pain? / Is there still pain?　　　まだ痛みはありますか。
- Do you still have numbness? / Is there still numbness?　　まだしびれはありますか。

＊最初の2つは，Is there～? よりも Do you～? の方が自然です。

病棟編 Chapter 5

05 沐浴室で，沐浴の指導をする

フォスターさん（F）が赤ちゃんを連れて沐浴室に来ています。看護師（N）が沐浴の仕方を教えています。

Disc 2 51-52

Quiz

be stolen を使って，①〜③のものが盗まれたことを伝えましょう。

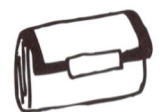

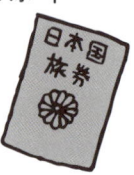

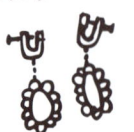

❶財布

❷パスポート

❸イヤリング

☞答えは 126 ページ

N：左手で赤ちゃんの後頭部を支えます。
　　耳は指でふさぐようにしてください。

F：はい。

N：右手でおしりを支えて，
　　静かにお湯にいれましょう。

F：こうですか。

N：上手ですね。
　　まず顔を拭いて，それから体を洗いましょう。
　　しわの間もそっと洗ってくださいね。

F：背中側はどう洗えばいいですか。

N：左脇の下に右手を入れて，
　　赤ちゃんをひっくり返して背中を洗ってください。
　　あごを右腕で支える感じです。

F：ああ，こうですね。

N：そうです。
　　最後に股を洗いましょう。
　　着替えは手早くすませましょうね。

解説

◆ここでは体の部位を示す単語と前置詞を使った表現が多くなっています。「（手など）を使って」は with，「〜の中に」は into，「〜の間」は between，「〜の下に」は under が使われています。「脇の下に」は under one's armpit，「両脇の下に」なら under one's armpits となります。

◆また，「ゆっくり」（slowly），「そっと」（gently），「手早く」（quickly）などの副詞は，覚えていると，これらの 1 語だけでも指示ができて便利です。

【122 ページ Quiz 解答】
①At Joe's Diner.（Joe's Diner です）　②It costs thirty dollars.（30 ドルかかります）　③Donny Jepp.（ドニー・ジェップです）

Useful phrase

Cover his ears with your fingers.

耳は指でふさぐようにしてください。

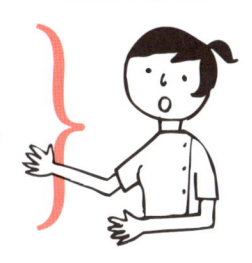

N : Please **support** the back of the baby's head with your left hand.
Cover his ears with your fingers.

F : OK.

N : Hold the baby's **bottom** with your right hand.
Slowly **place** him **into** the water.

F : Like this?

N : You are doing a great job.
Please wash the baby's face, and wash the body next.
Wash between the **wrinkles gently**.

F : How can I wash the **back**?

N : Put your right hand under the baby's left **armpit**.
You can **turn** him **over** and wash his back.
Try to support his **chin** with your right arm.

F : I see. **This way?**

N : Right.
You can wash his **groin** last.
Try to **dress** him quickly.

---

support
〜を支える

cover
〜をふさぐ

bottom
おしり

place 〜 into ...
〜を…の中に入れる

wrinkle
しわ

gently
そっと

back
背中

armpit
脇の下

turn 〜 over
〜をひっくり返す

chin
あご

This way?
こうですか

groin
股

dress
〜に服を着せる

赤ちゃんの生活用品の名称　　　　　　　　　　and more

赤ちゃんの生活用品の名称を覚えましょう。

- diaper（英：nappy）　おむつ
- nursing bottle　哺乳瓶
- baby formula　粉ミルク
- breast milk　母乳
- baby food　離乳食
- underwear　肌着
- stroller　ベビーカー
- crib　囲いつきのベビーベッド
- rattle　ガラガラ（音のするおもちゃ）

病棟編 Chapter 6 小児患者の検査介助から退院まで

01 母親から成育歴の聞き取りをする

日本に赴任中のステイシーさんの娘，ヘレンちゃん（1歳）がけいれんを繰り返すため，サクラ病院に入院しています。ベッドの横に，母親（M）が付き添っています。
※N：看護師

Disc 2 53-54

Quiz

「〜すぎる！」という意味の表現 Too 〜！を使って，①〜③の状況を表現しましょう。

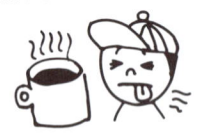

❶ 熱すぎる！

❷ 多すぎる！

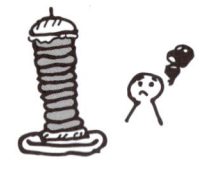

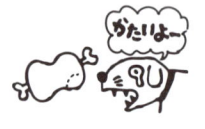

❸ 硬すぎる！

☞答えは128ページ

N：ヘレンちゃんの具合はどうですか。

M：今は眠っています。
　熱も下がったようです。

N：よかったですね。
　では，少しヘレンちゃんのことを聞かせてください。
　出産のときのことですが，正常分娩でしたか。

M：はい。3,120グラムで元気に生まれました。

N：母乳で育てましたか。それともミルクですか。

M：両方です。

N：予防接種は受けていますか。

M：はい。

N：夜泣きはありますか。

M：ありません。

N：（質問は）これで終わりです。
　ありがとうございました。

解説

◆「母乳で育てる」は breastfeed，「ミルク（哺乳瓶）で育てる」は bottle-feed という動詞を使います。過去形は breastfed, bottle-fed です。乳幼児用ミルクは formula と言います。
◆「予防接種は受けていますか」と聞くときは，Are one's immunization shots up to date? と表現します。up to date は，「最近のものまでしっかり受けている」ということです。「予防接種をお願いします」は，I'd like to update my son's immunization shots. などと言います。
◆けいれんは，英語では convulsion と言います。

【124ページ Quiz 解答】
①My wallet was stolen.（財布が盗まれました）　②My passport was stolen.（パスポートが盗まれました）
③My earrings were stolen.（イヤリングが盗まれました）

Useful phrase

Was it a normal delivery?

正常分娩でしたか。

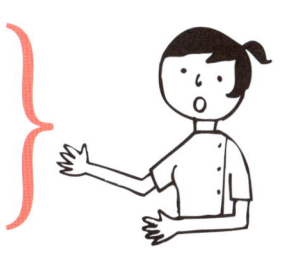

N : How is she doing now?

M : She is **asleep** now.
Her **temperature** seems to have gone down.

N : That's great.
Now let me ask about your daughter.
When you **gave birth**, was it a **normal delivery**?

M : Yes. She **weighed** 3,120 grams. She was just fine when she was born.

N : Did you **breastfeed** her or **bottle-feed** her?

M : I did both.

N : Are her **immunization shots up to date**?

M : Yes.

N : Does she cry **in the middle of the night**?

M : Not really.

N : **That's everything**.
Thank you very much.

---

asleep
眠って

temperature
体温

give birth
出産する

normal delivery
正常分娩

weigh
〜の重さがある

breastfeed
〜を母乳で育てる

bottle-feed
〜をミルクで育てる

immunization shot
予防接種

up to date
一番最近のものまで受けている

in the middle of the night
夜中に

That's everything
（質問は）これで終わりです

身長・体重の聞き方と答え方　　　　　and more

身長や体重の聞き方と答え方，測定後の結果の言い方を練習しましょう。

- How tall are you?
- I'm 162 centimeters tall.
- How much do you weigh?
- 54 kilograms.

身長はどのくらいですか。
162 センチです。
体重はどのくらいですか。
54 キロです。

- Your height is 185 centimeters (6 feet 2 inches).
  （あなたの）身長は 185 センチ（6 フィート 2 インチ）です。
- Your weight is 54 kilograms (120 pounds).
  （あなたの）体重は 54 キロ（120 ポンド）です。

＊1 フィートは 30 センチ，1 インチは 2.5 センチ，1 ポンドは 450 グラムと覚えておきましょう。

02 腰椎穿刺への誘導を行う

ヘレンちゃんのけいれんは治まりましたが，髄膜炎の恐れがあるので，腰椎穿刺で感染がないか確認することになりました。
※N：看護師　M：母親

Disc 2 55-56

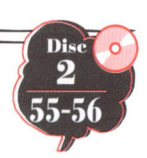

Quiz

あなたは今，飛行機に乗っています。カッコに単語を入れて，①〜③のものを持ってきてもらいましょう。

❶毛布
I'd ( ) a blanket, ( ).

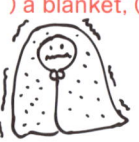

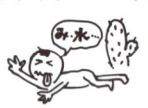

❷水
I'd ( ) ( ) water, ( )

❸雑誌
I'd ( ) ( ) read some magazines.

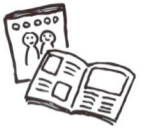

☞答えは130ページ

●病室で

N：腰椎穿刺という検査を行います。
　　先生の説明は受けられましたか。

M：はい。検査承諾書にサインしました。

N：では，ヘレンちゃんを処置室まで連れてきてください。

●母親が，処置室にヘレンちゃんを連れてきました

M：すみません，ヘレンを連れて来ました。

N：お預かりしますね。
　　では病室でお待ちください。

M：わかりました。よろしくお願いします。

N：ヘレンちゃん，ベッドに寝ようね。
　　ずっと一緒にいるからね。

●検査を終え，ヘレンちゃんを抱っこして看護師が病室に戻って来ました

N：検査は終わりです。
　　ヘレンちゃん，よくがんばりましたよ。

M：ありがとうございました。
　　結果はどうだったんですか。

N：しばらくお待ちください。
　　先生が来て結果を説明しますので。

解説

◆「承諾書」は consent form です。consent のアクセントは「コン**セ**ント」と「**セ**ント」にあるので注意しましょう。
◆I'll be right with you. の right は with you の強調で使われています。I'll be right back.（すぐ戻ります），I'll be right behind you.（すぐ後ろについていますよ）などの表現にも使われます。

◆髄膜炎は，英語では meningitis（メナンジャイティス）と言います。腰椎穿刺は lumbar puncture ですが，spinal tap（スパイノー）とも言います。髄液（cerebrospinal fluid）（スィリーブロスパイナル フルーイッドゥ）を検査するものですね。

【126ページ Quiz 解答】
①Too hot!　②Too much!　③Too hard!

Useful phrase

The doctor will come and explain the result to you.

先生が来て結果を説明します。

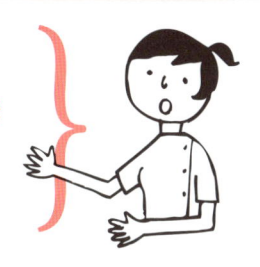

N : We're going to do a test **called** a **lumbar puncture**.
  Did the doctor explain it to you?

M : Yes. I **signed** the **consent form**.

N : Please **bring** your daughter to the **treatment room**.

M : Hi, we're back. This is Helen.

N : Let me take her.
  Please wait in the **patient's room**.

M : OK. Thank you.

N : Helen, **would you like to** lie down on the bed?
  I'll be **right** with you **the whole time**.

N : Now the test is finished.
  Your daughter did a wonderful job.

M : Thank you very much.
  How was the result?

N : Please wait **a little longer**.
  The doctor will come and explain the result to you.

---

called
〜と呼ばれている

lumbar puncture
腰椎穿刺

sign
〜にサインする

consent form
承諾書

bring
〜を連れてくる

treatment room
処置室

patient's room
病室

Would you like to 〜?
〜しませんか，〜しようね

right
まさに（強調）

the whole time
（その間）ずっと

a little longer
もう少しの間

子どもの病気の名称　　　　　　　　　　　　　　　　and more

子どもがよくかかる病気の名称を覚えましょう。

- chickenpox　　　　　　　水ぼうそう
- mumps　　　　　　　　　おたふく風邪
- hand-foot-and-mouth disease　手足口病
- German measles / rubella　風疹
- measles　　　　　　　　　はしか
- conjunctivitis　　　　　　結膜炎
- impetigo　　　　　トビヒ
- whooping cough　　百日咳
- asthma　　　　　　喘息
- tetanus　　　　　　破傷風
- polio　　　　　　　ポリオ
- tuberculosis　　　　結核

病棟編 Chapter 6

03 採血をいやがる患児をあやす

ヘレンちゃんの髄液検査の結果は陰性でした。血液検査で問題がなければ退院の予定です。病室に，採血道具一式を持った看護師（N）と医師（Dr）が入って来ました。
※ M：母親

Disc 2 57-58

Quiz

カッコに単語を入れて質問に答えましょう。

Where is your house?

❶ XYZ 駅の近く
It is ( ) XYZ station.

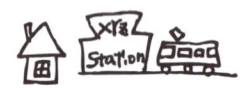

❷ 丘の上
It is ( ) the ( ).

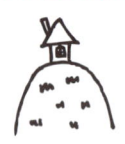

❸ 道の向かい側
It is ( ) the ( ).

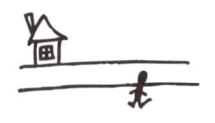

☞答えは 132 ページ

N：ヘレンちゃん，チックン（※注射針を刺すこと）するよ。大丈夫よね。おねえさんだもんね。

●注射針を見て泣き出したヘレンちゃんに，人形を使って話しかけます

N：ほら，ヘレンちゃん！
クマさんのぬいぐるみよ！

●ヘレンちゃんは泣きやみ，人形に興味津々の様子です

Dr：お母さん，ヘレンちゃんの体を押さえていてくださいね。

M：わかりました。

●採血が終わり

N：ヘレンちゃん，がんばったわね。
えらいねえ。

M：ヘレン，終わりよ。
そんなに痛くなかったでしょ。

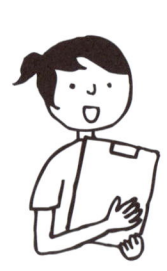

解説

◆You'll feel a little prick. は大人にも使える表現です（大人の場合の和訳は「少しチクッとしますよ」）。
◆その後の I know you'll be fine. は相手をほめて励ます表現です。118 ページと同様，今がベストではないというニュアンスのある Let's do our best. は使いません。小さい子どもの場合は big girl や big boy という言葉を使って，You are a big girl. や A big girl like you will be fine. などの表現で励ますのがよいでしょう。
◆日本語ではこういう場面は「お母さん」と呼びかけますが，英語では Ms.（ミズ），Mrs.（ミセス）を付けて姓で呼びます。子供は Helen のように名前（ファーストネーム）で呼びます。

【128 ページ Quiz 解答】
①like, please　②like some, please　③like to

Useful phrase

I know you'll be fine. You are a big girl.

大丈夫よね。おねえさんだもんね。

N : Helen, you'll feel a little **prick**.
　　I know you'll be fine. You are a **big girl**.

N : Helen, look!
　　It's a **teddy bear**!

Dr : Ms. Stacy, **would you mind holding** Helen **still**?

M : OK.

N : Helen, you **did a great job**.
　　You are such a big girl!

M : Helen, it's done.
　　It wasn't so bad, was it?

---

prick
チクッと刺すこと

big girl
おねえさん（女の子をもう大人だとほめる言い方。男の子ならbig boy）

teddy bear
クマのぬいぐるみ

would you mind ～ing?
～していただけますか

hold ～ still
～を押さえておく

do a great job
がんばる，よい仕事をする

敬称の扱い方について　　　and more

	未婚	既婚
男性	ラストネームに Mr. をつける　例：Mr. Miles, Mr. Tomida	
女性	ラストネームに Ms. をつける　例：Ms. Miles, Ms. Tomida	
	※患者さんの未婚のお嬢さんが訪ねてきたときなど，家族関係がはっきりわかっている大人の場合は Miss Miles, Miss Tomida となる	※患者さんの奥さんやお母さんが訪ねてきたときなど，家族関係がはっきりわかっている大人の場合は Mrs. Miles, Mrs. Tomida となる
子ども	ファーストネームのみ	

病棟編　Chapter 6

04 母親に退院指導を行う

ヘレンちゃんの退院が決まりました。看護師（N）が母親（M）に退院指導を行います。

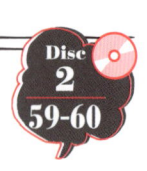

Disc 2　59-60

Quiz

Would you like some coffee? とコーヒーをすすめられましたが，今はほしくありません。カッコに単語を入れて，丁寧に断りましょう。

いいえ，結構です。さっき飲んだので。
No, ( ) ( ). I just had some.

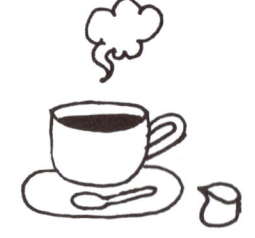

☞答えは134ページ

N：おめでとうございます。
　　ヘレンちゃんは明日退院ですね。

M：ありがとうございました。

N：（退院後の）最初の診察日は，来週の水曜日になります。

M：わかりました。

N：何か気になることがあったときは，小児科にお電話ください。
　　ほかに何かお聞きになりたいことはありませんか。

M：入浴はさせていいですか。

N：大丈夫ですよ。

M：公園に連れて行ってもいいでしょうか。

N：ベビーカーでの散歩なら大丈夫です。

M：わかりました。
　　お世話になりました。

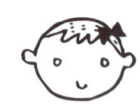

解説

◆「退院後の最初の診察日」をそのまま日本語にすると，your first consultation day after you leave here などになりますが，after you leave here は患者さんも承知のことなので自然な会話ではわざわざ言わなくてよいでしょう。

◆病院の「科」は department, 小児科は pediatrics (department) です。

◆患者さんは退院後のことについていろいろ質問したいとと思います。Do you have any questions? や Are there any questions? などを使って「お聞きになりたいことはありますか」と聞き，質問しやすい雰囲気を作りましょう。

[130ページ Quiz 解答]
①near　②on, hill　③across, street

132

Chapter 6　小児患者の検査介助から退院まで

Useful phrase

The first consultation day is next Wednesday.

最初の診察日は来週の水曜日になります。

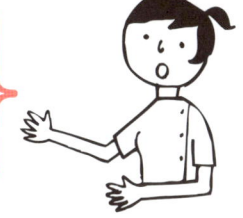

N : Congratulations!
　　Helen can go back home tomorrow.

M : Thank you very much.

N : The first **consultation day** is next Wednesday.

M : I see.

N : Please call the **pediatrics** if there is anything you want to ask about.
　　Do you have any questions?

M : Can I **give** her **a bath**?

N : Yes.

M : Can I take her to the park?

N : Taking her for a walk in a **stroller** should be all right.

M : I see.
　　Thank you so much.

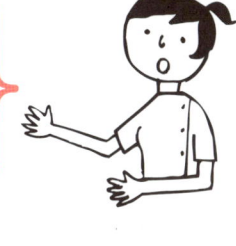

---

consultation day
診察日

pediatrics
小児科

give ~ a bath
～に入浴させる

stroller
ベビーカー

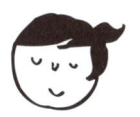

~ should be all right.　～しても大丈夫です，～は大丈夫です

and more

~ should be all right. を使って，「～しても大丈夫です」，「～は大丈夫です」という表現を練習しましょう。

- Moderate drinking should be all right.　　適度にならお酒を飲んでも大丈夫です。
- Running should be all right.　　走っても大丈夫です。
- Taking a bath should be all right.　　お風呂に入っても大丈夫です。
- Having regular meals should be all right.　　普通食をとっても大丈夫です。
- Mild exercise should be all right.　　軽度の運動をしても大丈夫です。

病棟編

練習問題

病棟編 Chapter 1 ～ 6 のストーリーに出てきた単語やイディオムを，練習問題でマスターしましょう。

【解答は 136 ページ】

I （　）の中に単語を入れて，英文を完成させましょう。

1. 個室をご希望ですね。
   You (　) like to have a (　) room.

2. 廊下の突きあたりの左側になります。
   (　) the (　) of the hall on the left.

3. 昼食は 12 時で，夕食は 6 時になります。
   You'll (　) lunch at (　) and dinner at 6:00.

4. 日本語をどのくらい話せますか。
   How (　) Japanese (　) you speak?

5. 午前 11 時から午後 3 時までです。
   From 11:00 in the (　) to 3:00 in the (　).

6. 予約をしますね。
   I'll (　) an appointment (　) you.

7. 結果はこの用紙に記入してください。
   Please (　) (　) the result on this paper.

8. モーガンさん，リハビリの時間ですよ。
   It's (　) (　) your rehabilitation, Mr. Morgan.

9. めまいや吐き気はありませんか。
   Do you feel (　) or (　)?

10. 体温を測りますね。
    Let me (　) your (　).

11. 血行がよくなりますよ。
    It will (　) your (　).

12. 破水はしましたか。
    Did your water (　)?

13. 出血はまだありますか。
    Is (　) still a little (　)?

14. 母乳で育てましたか。それともミルクですか。
    Did you (　) her or (　)-feed her?

15. ヘレンちゃんは明日退院ですね。
    Helen can go (　) (　) tomorrow.

【132 ページ Quiz 解答】
thank you

II [　] 内の単語を並べ替えて，英文を完成させましょう。

1. 差額ベッド料が1日1万円の部屋になります。
   [you'll, a, to, have, in, addition, pay, 10,000 yen, day] to the regular cost.

2. ナースステーションにいる看護師と話ができます。
   [to, you, talk, a, can, nurse] in the nurses' station.

3. 宗教上で，何か配慮しなくてはいけないことはありますか。
   Is there anything [we, keep, your, should, religion, mind, regarding, in]?

4. 念のため，インスリンの注射をやってみましょう。
   [now, to, you, an, I'd, injection, like, insulin, try], just to make sure.

5. 気分転換に，外に散歩に行きましょうか。
   Why don't [walk, a, change, go, we, a, take, outside, for]?

6. 昨夜はよく眠れましたか。
   [well, night, did, sleep, you, last]?

7. 痛み止めは飲みましたか。
   [take, did, the, you, painkiller]?

8. 眠れませんか。
   [time, sleep, having, to, going, a, hard]?

9. 下腹部の痛みはまだありますか。
   [in, belly, you, your, still, lower, do, have, pain]?

10. 乳首をコットンで拭いてください。
    [nipple, cotton, please, your, the, wipe, with].

11. 赤ちゃんのあごを右腕で支える感じです。
    [try, with, baby's, to, support, the, your, chin] right arm.

12. 予防接種は受けていますか。
    [immunization, are, to, her, up, shots, date]?

13. 娘さん，よくがんばりましたよ。
    [did, job, a, your, daughter, wonderful]!

14. 何か気になることがあったときは，小児科にお電話ください。
    Please call [there, you, anything, is, want, the, pediatrics, if] to ask about.

15. ベビーカーでの散歩なら大丈夫です。
    [taking, a, a, her, stroller, for, should, walk, in] be all right.

病棟編

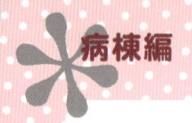

III A～Oの英語とア～ソの日本語を見て，同じ意味のもの同士を線で結びましょう。

A	病棟	ア	lounge
B	ナースステーション	イ	rehabilitation
C	売店	ウ	boss
D	非常口	エ	trousers
E	上司	オ	store
F	談話室	カ	bedpan
G	血糖	キ	emergency exit
H	リハビリ	ク	nurses' station
I	ズボン	ケ	heartbeat
J	床ずれ	コ	urinal
K	便器	サ	sleeping pill
L	尿器	シ	immunization shot
M	睡眠薬	ス	blood glucose
N	心音	セ	ward
O	予防接種	ソ	bedsore

【解答】

I
1. would, private
2. At, end
3. have, noon
4. much, do
5. morning, afternoon
6. make, for
7. write, down
8. time, for
9. dizzy, sick
10. take, temperature
11. help, circulation
12. break
13. there, bleeding
14. breastfeed, bottle
15. back, home

II
1. You'll have to pay 10,000 yen a day in addition to the regular cost.
2. You can talk to a nurse in the nurses' station.
3. Is there anything we should keep in mind regarding your religion?
4. I'd like you to try an insulin injection now, just to make sure.
5. Why don't we go take a walk outside for a change?
6. Did you sleep well last night?
7. Did you take the painkiller?
8. Having a hard time going to sleep?
9. Do you still have pain in your lower belly?
10. Please wipe your nipple with the cotton.
11. Try to support the baby's chin with your right arm.
12. Are her immunization shots up to date?
13. Your daughter did a wonderful job!
14. Please call the pediatrics if there is anything you want to ask about.
15. Taking her for a walk in a stroller should be all right.

III

A －セ		I －エ
B －ク		J －ソ
C －オ		K －カ
D －キ		L －コ
E －ウ		M －サ
F －ア		N －ケ
G －ス		O －シ
H －イ		

付録

絵を見て話そう ……………………………… 138
からだのここは，何て言う？ ……………… 140
絵を見て話そう 解答例 ……………………… 142
旅行でも使えるワンポイント英会話集 …… 143
【暗記カード】丸暗記フレーズ100選 ……… 巻末

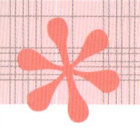

絵を見て話そう

①〜⑥のイラストを見て，質問に答えましょう。最初は英文を隠して，音声を聞くだけで答えられるか挑戦してみてください。他にも，自分で質問を作ってみましょう。【解答例は142ページ】

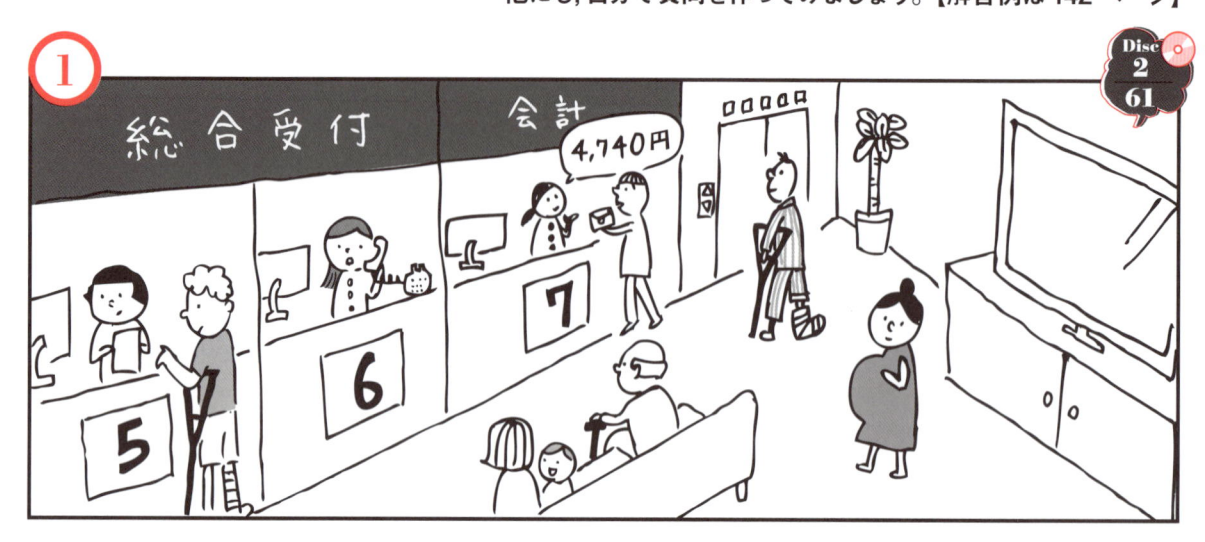

①

- What kind of building is it?
- When you come in, where do you want to go first?
- Look at the person at No.5. Why do you think he is here?
- What is the receptionist at No.6 doing?
- What is No.7 called?
- How much does the person at No.7 have to pay?
- Is the person standing in front of the elevator an outpatient or an inpatient?
- Which department is the person on the right going to?

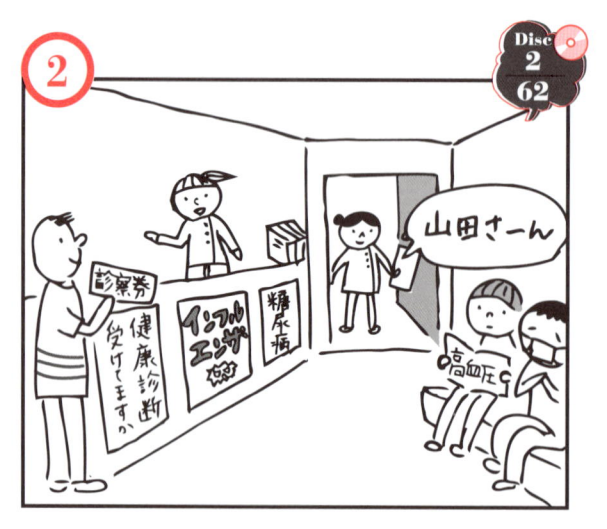

②

- How many nurses are there in this picture?
- What does the patient on the left have in his hand?
- What is the nurse in the middle doing?
- What is the poster in the middle about?
- What kind of pamphlet is the patient reading?

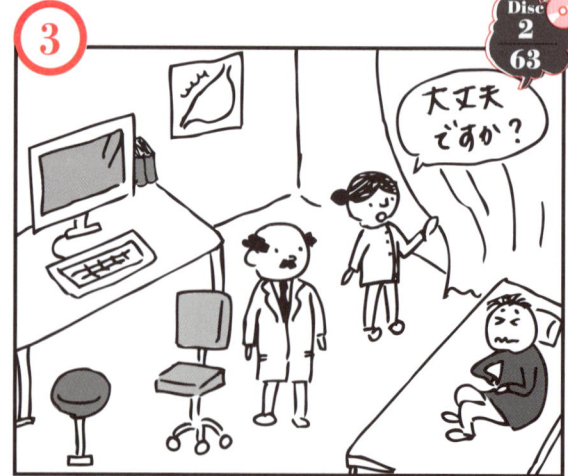

③

- Which department is it?
- What is this doctor called?
- What kind of problem does the patient have?
- What is the nurse doing?
- What is on the poster?

④

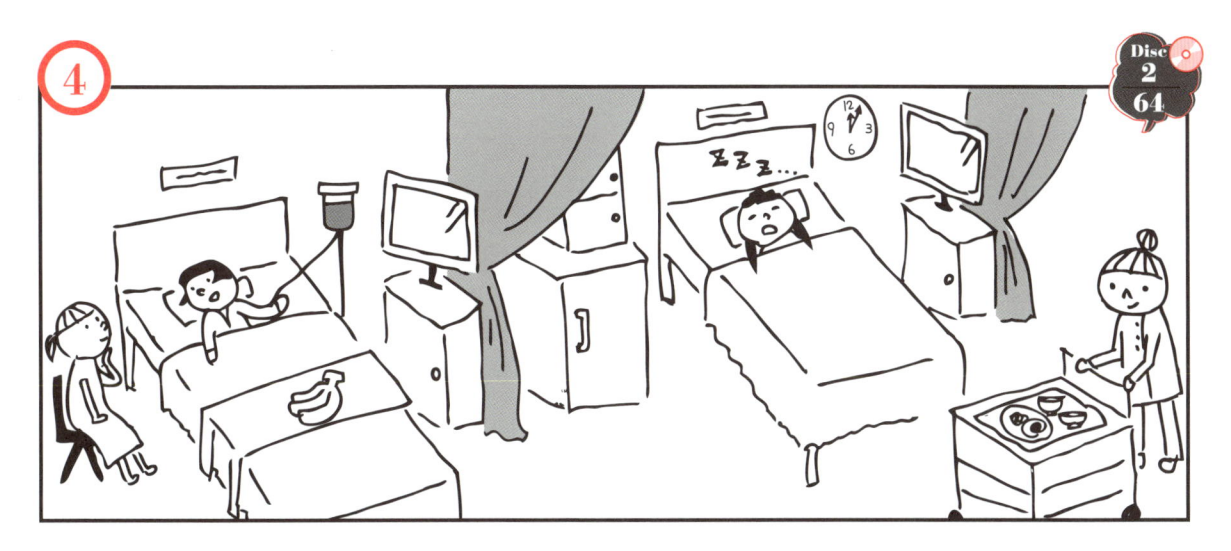

- How many patients can you see in the picture?
- How many visitors are there in the picture?
- What is the visitor doing?
- Why is the patient on the left connected to a tube?
- What is the patient on the right doing?
- What time is it?
- What is the nurse doing?
- What is she going to do to the patient on the right?

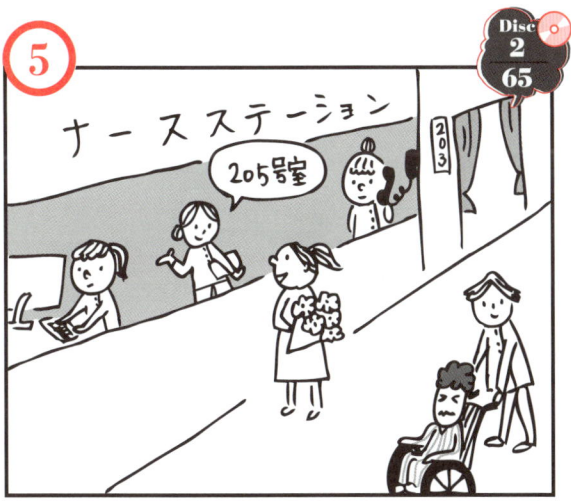

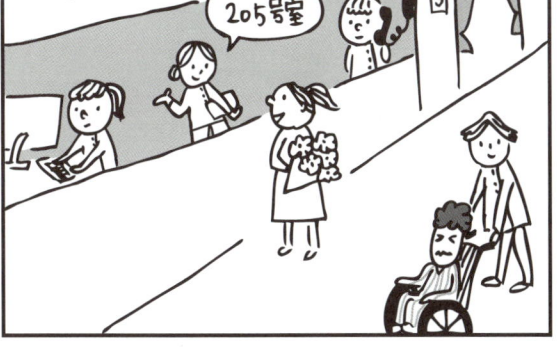

⑤

- What kind of place is it in a hospital?
- How many nurses can you see?
- Why is the girl with a bouquet here?
- Which room does she have to go to?
- What is the nurse on the right doing?

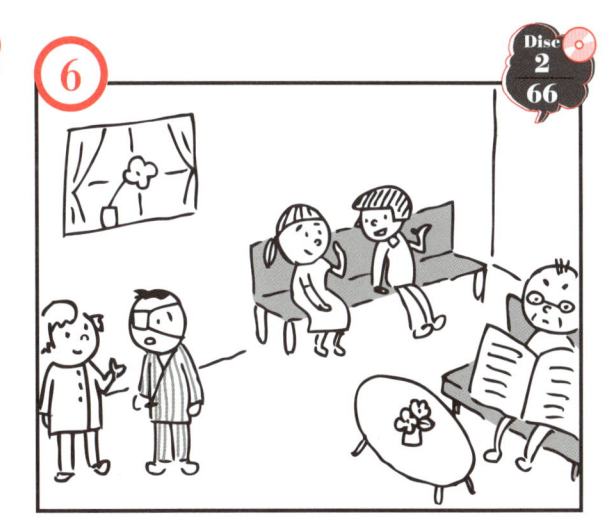

⑥

- What kind of place is it in a hospital?
- What are the two girls doing?
- What is the man sitting on the sofa doing?
- What is the man on the left doing?
- What is he wearing on his face?

からだのここは，何て言う？

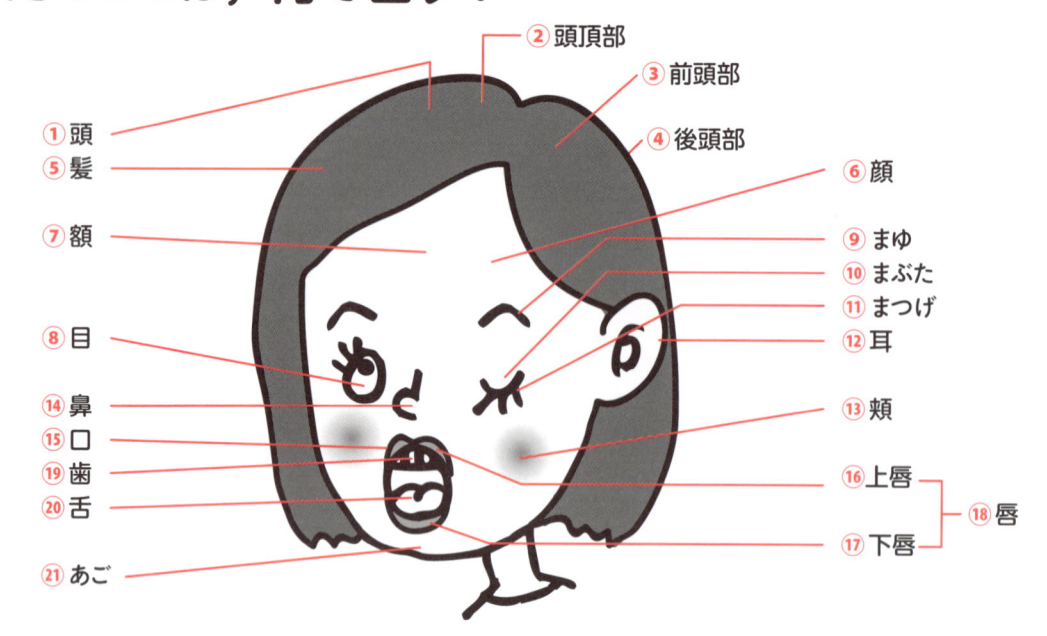

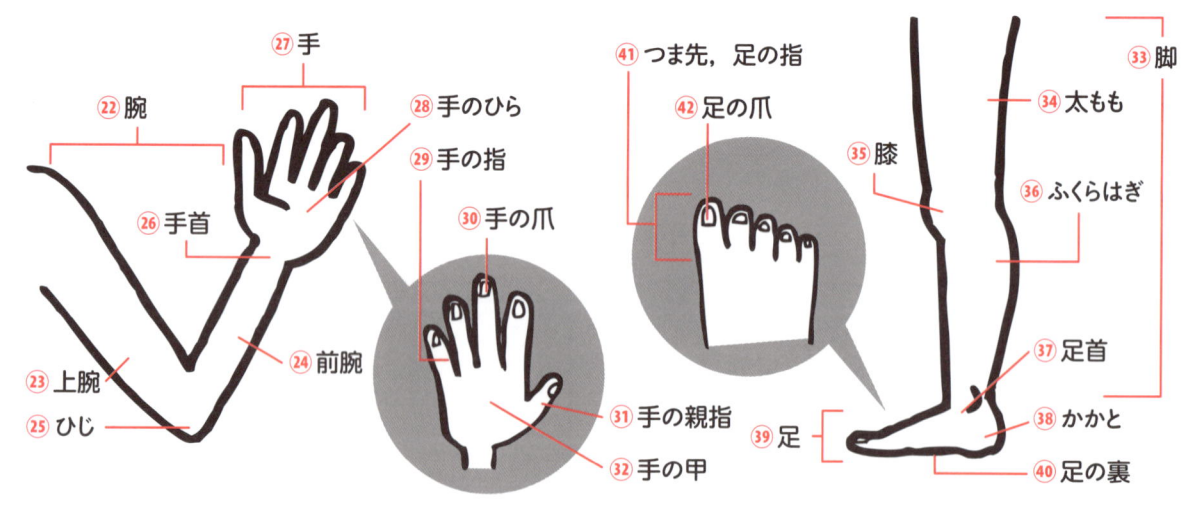

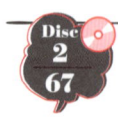

①頭 ②頭頂部 ③前頭部 ④後頭部 ⑤髪 ⑥顔 ⑦額 ⑧目 ⑨まゆ ⑩まぶた ⑪まつげ ⑫耳 ⑬頬 ⑭鼻 ⑮口 ⑯上唇 ⑰下唇 ⑱唇 ⑲歯 ⑳舌 ㉑あご

㉒腕 ㉓上腕 ㉔前腕 ㉕ひじ ㉖手首 ㉗手 ㉘手のひら ㉙手の指 ㉚手の爪 ㉛手の親指 ㉜手の甲

㉝脚 ㉞太もも ㉟膝 ㊱ふくらはぎ ㊲足首 ㊳かかと ㊴足 ㊵足の裏 ㊶つま先，足の指 ㊷足の爪

Disc 2 / 67
① 頭▷head　② 頭頂部▷top of the head　③ 前頭部▷front of the head　④ 後頭部▷back of the head　⑤ 髪▷hair　⑥ 顔▷face　⑦ 額▷forehead　⑧ 目▷eye　⑨ まゆ▷eyebrow　⑩ まぶた▷eyelid　⑪ まつげ▷eyelashes（通常は1本ではないので複数形）　⑫ 耳▷ear　⑬ 頬▷cheek　⑭ 鼻▷nose　⑮ 口▷mouth　⑯ 上唇▷upper lip　⑰ 下唇▷lower lip　⑱ 唇▷lips（上下なので通常は複数形）　⑲ 歯▷teeth（1本なら単数形のtooth）　⑳ 舌▷tongue　㉑ あご▷chin

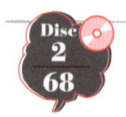

Disc 2 / 68
㉒ 腕▷arm　㉓ 上腕▷upper arm　㉔ 前腕▷forearm　㉕ ひじ▷elbow　㉖ 手首▷wrist　㉗ 手▷hand　㉘ 手のひら▷palm　㉙ 手の指▷finger　㉚ 手の爪▷fingernail　㉛ 手の親指▷thumb（fingers に thumb は含まれない）　㉜ 手の甲▷back of the hand

Disc 2 / 69
㉝ 脚（あし）▷leg　㉞ 太もも▷thigh　㉟ 膝▷knee　㊱ ふくらはぎ▷calf　㊲ 足首▷ankle　㊳ かかと▷heel　㊴ 足▷foot　㊵ 足の裏▷sole　㊶ つま先，足の指▷toe（足の親指はbig toe）　㊷ 足の爪▷toenail

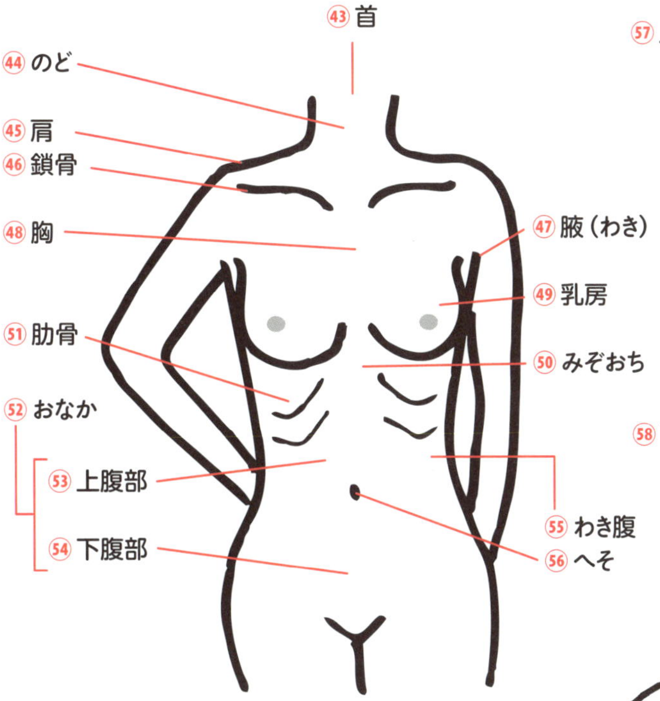

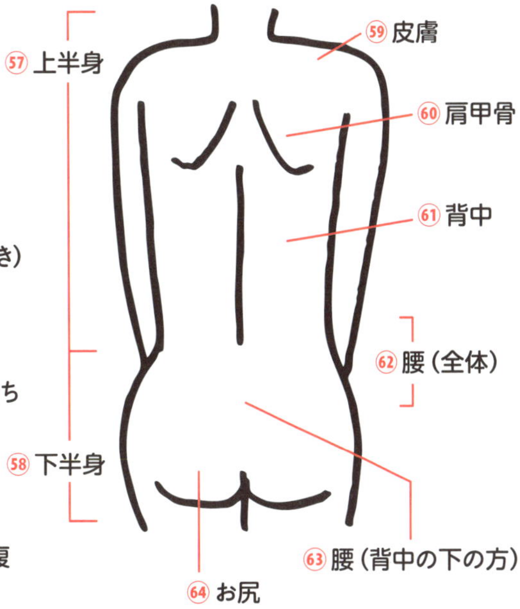

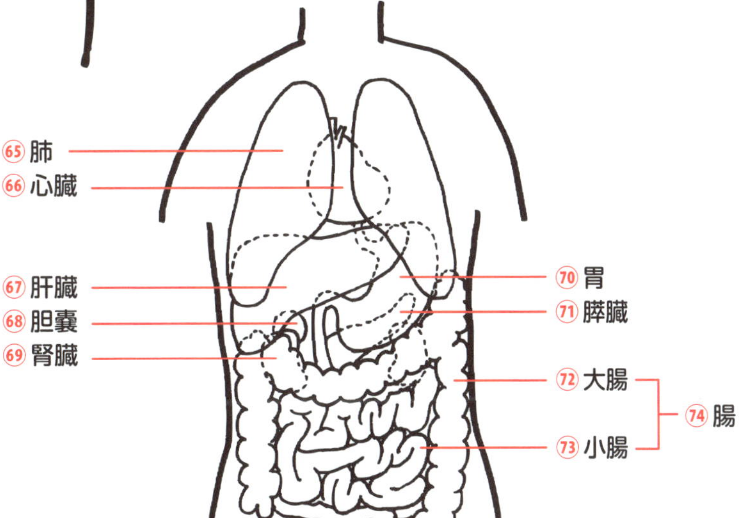

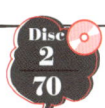

Disc 2 70

㊸首▷neck ㊹のど▷throat ㊺肩▷shoulder ㊻鎖骨▷collarbone
㊼腋（わき）▷armpit（「腋の下に」under one's arm） ㊽胸▷chest ㊾乳房▷breast
㊿みぞおち▷pit of the stomach (51)肋骨▷rib (52)おなか▷stomach, belly
(53)上腹部▷upper belly (54)下腹部▷lower belly (55)わき腹▷side (56)へそ▷navel

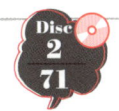

Disc 2 71

(57)上半身▷upper body (58)下半身▷lower body (59)皮膚▷skin (60)肩甲骨▷shoulder blade
(61)背中▷back (62)腰（全体）▷hip (63)腰（背中の下の方）▷lower back
(64)お尻▷bottom, buttocks（片方なら単数形）

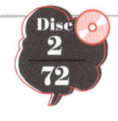

Disc 2 72

(65)肺▷lung (66)心臓▷heart (67)肝臓▷liver (68)胆嚢▷gallbladder (69)腎臓▷kidney
(70)胃▷stomach (71)膵臓▷pancreas (72)大腸▷large intestine (73)小腸▷small intestine
(74)腸▷intestines（通常は複数形）

絵を見て話そう 解答例

①
- What kind of building is it?（ここは何の建物ですか）
  解答例▶ It's a hospital.（病院です）
- When you come in, where do you want to go first?（建物に入ったら、まずどこに行きますか）
  解答例▶ To the reception desk.（受付窓口です）
- Look at the person at No.5. Why do you think he is here?（5番窓口にいる人を見てください。彼はなぜここにいると思いますか）
  解答例▶ He broke his leg. / He hurt his leg.（脚を骨折したためです）
- What is the receptionist at No.6 doing?（6番窓口の受付の人は何をしていますか）
  解答例▶ She is talking on the phone.（電話で話をしています）
- What is No.7 called?（7番窓口は何と言いますか）
  解答例▶ It's called a cashier.（会計窓口です）
- How much does the person at No. 7 have to pay?（7番窓口の人はいくら支払いますか）
  解答例▶ four thousand seven hundreds forty yen.（4,740円です）
- Is the person standing in front of the elevator an outpatient or an inpatient?（エレベーターの前の人は、外来患者ですか、それとも入院患者ですか）
  解答例▶ He is an inpatient.（入院患者です）
- Which department is the person on the right going to?（右にいる人はどの科に行こうとしていますか）
  解答例▶ The obstetrics department.（産科です）

②
- How many nurses are there in this picture?（この絵の中には何人の看護師がいますか）
  解答例▶ There are two.（2人です）
- What does the patient on the left have in his hand?（左側の患者は手に何を持っていますか）
  解答例▶ The patient ID card.（診察券です）
- What is the nurse in the middle doing?（中央の看護師は何をしていますか）
  解答例▶ She is calling a patient.（患者を呼んでいます）
- What is the poster in the middle about?（中央のポスターは何に関するものですか）
  解答例▶ It's about influenza. / It's about the flu.（インフルエンザに関するものです）
- What kind of pamphlet is the patient reading?（患者の読んでいるパンフレットはどのようなものですか）
  解答例▶ A pamphlet about high blood pressure [about hypertension].（高血圧についてのパンフレットです）

③
- Which department is it?（ここは何科ですか）
  解答例▶ The department of internal medicine.（内科です）
- What is this doctor called?（この医師は何と呼ばれますか）
  解答例▶ He is an internist.（内科医です）
- What kind of problem does the patient have?（患者の問題はどのようなことですか）
  解答例▶ He has a stomachache.（腹痛です）
- What is the nurse doing?（看護師は何をしていますか）
  解答例▶ She is asking if the patient is all right.（患者に大丈夫かたずねています）
- What is on the poster?（ポスターには何が描かれていますか）
  解答例▶ A stomach.（胃です）

④
- How many patients can you see in the picture?（絵の中には何人の患者がいますか）
  解答例▶ I can see two.（2人です）
- How many visitors are there in the picture?（絵の中には何人の見舞客がいますか）
  解答例▶ There is one.（1人です）
- What is the visitor doing?（見舞客は何をしていますか）
  解答例▶ She is talking to the patient.（患者と話をしています）
- Why is the patient on the left connected to a tube?（左側の患者は、なぜチューブをつけているのですか）
  解答例▶ She is on a drip.（点滴のためです）
- What is the patient on the right doing?（右側の患者は何をしていますか）
  解答例▶ She is sleeping.（眠っています）
- What time is it?（今は何時ですか）
  解答例▶ 12:05 p.m.（午後12時5分です）
- What is the nurse doing?（看護師は何をしていますか）
  解答例▶ She is bringing the lunch trays.（昼食を運んでいます）
- What is she going to do to the patient on the right?（看護師は、右側の患者に何をしてあげますか）
  解答例▶ She is going to serve lunch [and try to wake her up].（昼食を出します［昼食を出し、患者を起こします］）

⑤
- What kind of place is it in a hospital?（ここは病院内のどのような場所ですか）
  解答例▶ A nurses' station.（ナースステーションです）
- How many nurses can you see?（看護師は何人いますか）
  解答例▶ I can see four.（4人です）
- Why is the girl with a bouquet here?（花束を持った女の子は、なぜここにいるのですか）
  解答例▶ To visit someone.（お見舞いのためです）
- Which room does she have to go to?（彼女はどの部屋に行きますか）
  解答例▶ Room 205.（205号室です）
- What is the nurse on the right doing?（右側の看護師は何をしていますか）
  解答例▶ She is pushing a wheelchair.（車いすを押しています）

⑥
- What kind of place is it in a hospital?（ここは病院内のどのような場所ですか）
  解答例▶ It's a lounge.（談話室です）
- What are the two girls doing?（女の子2人は何をしていますか）
  解答例▶ They are talking to each other.（おしゃべりしています）
- What is the man sitting on the sofa doing?（ソファに座った男性は何をしていますか）
  解答例▶ He is reading a newspaper.（新聞を読んでいます）
- What is the man on the left doing?（左側の男性は何をしていますか）
  解答例▶ He is talking to the nurse.（看護師と話をしています）
- What is he wearing on his face?（彼は顔に何を付けていますか）
  解答例▶ He is wearing an eye patch.（眼帯を付けています）

旅行でも使えるワンポイント英会話集

外来編（10～69ページ），病棟編（74～133ページ）のQuizの中から，海外旅行でも使えるフレーズを集めました。
旅先で使ってみましょう！
※ L：現地の人（local person）　J：日本人旅行者

● 空港（チェックインカウンター・セキュリティチェック・入国審査）で…

L：目的地はどこですか。	L：What is your destination?
J：パリです。	J：It is Paris.
L：滞在は何日間ですか。	L：How long will you stay? / How many days will you stay?
J：7日間滞在します。	J：I'll stay for seven days.
L：滞在の目的は何ですか。	L：What is the purpose of your visit?
J：観光です。	J：It is sightseeing.

● 機内で

J：毛布をもらえますか。	J：I'd like a blanket, please.
J：水をもらえますか。	J：I'd like some water, please.
J：雑誌をもらえますか。	J：I'd like to read some magazines.
L：コーヒーはいかがですか。	L：Would you like some coffee?
J：いいえ，結構です。さっき飲んだので。	J：No, thank you. I just had some.

● ホテルで

J：チェックインしたいのですが。	J：I'd like to check in, please.
L：お名前をいただけますか。	L：May I have your name?
J：山田百合子です。	J：My name is Yuriko Yamada.
L：ご予約はしていらっしゃいますか。	L：Do you have a reservation?
J：はい，しています。	J：Yes, I do.
L：喫煙室と禁煙室のどちらになさいますか。	L：Would you like a smoking room or a non-smoking room?
J：禁煙室にしてください。	J：I'd like a non-smoking room.
J：円をドルに両替したいのですが。	J：I'd like to exchange yen for dollars.
J：私のルームキーがだめになりました。	J：My room key doesn't work.
J：エアコンとラジオが動きません。	J：Neither the air conditioner nor the radio works.

● レストランやカフェで…

L：ご注文は何になさいますか。	L：Would you like to order?
J：紅茶をください。	J：I'd like a cup of tea.
L：ダージリンとセイロンがありますが。	L：We have Darjeeling and Ceylon.
J：ダージリンをください。	J：I'll have Darjeeling.
J：どんな種類のジュースがありますか。	J：What kind of juice do you have?
J：それはどんな種類の果物ですか。	J：What kind of fruit is it?
J：本日のスペシャルは何ですか。	J：What's today's special?
J：シェフのおすすめは何ですか。	J：What's the chef's recommendation?

J：本日のランチは何ですか。	J：What's today's lunch?
J：私が注文したのはどれですか。	J：Which is mine?
J：温かいココアをください。	J：I'd like a cup of hot chocolate.
J：フライドポテトをください。	J：I'd like French fries.
J：目玉焼きをください。	J：I'd like fried eggs.
J：窓を開けてください。	J：Would you open the window?
J：メニューを持ってきてください。	J：Would you bring me a menu?
J：水を持ってきてください。	J：Could I have some water?
J：熱すぎます！	J：Too hot!
J：多すぎます！	J：Too much!
J：硬すぎます！	J：Too hard!

● ショッピングで…

L：いらっしゃいませ。何かお探しですか。	L：May I help you? Are you looking for something?
J：いいえ，見ているだけです。	J：No, I'm just looking around.
J：このシャツを試着していいですか。	J：May I try this shirt on?
J：この靴を履いてみていいですか。	J：May I try these shoes on?
J：このスカートをはいてみていいですか。	J：May I try this skirt on?
J：このりんごはいくらですか。	J：How much are these apples?
J：この靴はいくらですか。	J：How much are these shoes?
J：このシャツはいくらですか。	J：How much is this shirt?
J：どちらの方が安いですか。	J：Which is cheaper?
J：どちらを値下げできますか。	J：Which can you give me a discount on?
J：もっと小さいサイズはありますか。	J：Do you have a smaller one?
J：色違いのものはありますか。	J：Do you have another color?
J：黄色のを買います。	J：I'll take the yellow one.

● 街歩きで…

J：このあたりにデパートはありますか。	J：Is there a department store around here?
L：いいえ，ありません。	L：No, there isn't.
J：どこかにコンビニはありますか。	J：Is there a convenience store around here?
L：はい，あそこにあります。	L：Yes, over there.
J：トイレはどこですか。	J：Where is the ladie's room (men's room)?
J：もみじデパートはどこですか。	J：Where is Momiji department store?
J：水はどこで買えますか。	J：Where can I buy some water?
J：すみません，サクラ病院へはどう行けばいいでしょうか。	J：Excuse me, how can I get to Sakura Hospital?
L：まっすぐ進んで，左に曲がります。それから2つめの角を右に曲がります。病院が左側に見えます。	L：Go straight and turn left. Then turn right at the second corner. You will see the hospital on the left.
J：財布が盗まれました。	J：My wallet was stolen.
J：パスポートが盗まれました。	J：My passport was stolen.
J：イヤリングが盗まれました。	J：My earrings were stolen.

どうされましたか。	上着を脱いで、シャツを上げてください。
保険証はお持ちですか。	息をゆっくり吸ったり吐いたりしてください。
この紙に記入していただけますか。	シャツを上げますよ。
血圧を測ってください。	膝を立てて、お腹の力を抜いてください。
それをあちらの受付に出してください。	準備ができたらお呼びします。
コップのこの線まで入れてください。	何かあったら、近くの看護師に声をかけてください。
呼ばれるまで待っていてください。	次は点滴をします。
もう少しお待ちください。	袖をまくってください。
もし具合が悪くなるようなら申し出てください。	また同じような症状が出たら、いつでも来てください。
ブラウンさん、順番が来ましたよ。	他に何かお聞きになりたいことはありますか。

☐ ☐
Please take off your jacket and lift up your shirt.

☐ ☐
Breathe in and out slowly.

☐ ☐
Let me lift up your shirt.

☐ ☐
Bend your knees and relax your stomach.

☐ ☐
I'll call you when we are ready.

☐ ☐
If you need any help, just call one of the nurses.

☐ ☐
We'll put you on a drip next.

☐ ☐
Roll up your sleeve.

☐ ☐ If you have similar symptoms again, you can always come back.

☐ ☐
Do you have anything else you might want to ask?

☐ ☐
May I help you?

☐ ☐
Do you have an insurance card?

☐ ☐
Would you mind filling out this sheet?

☐ ☐
Please take your blood pressure.

☐ ☐
Take it to the receptionist there.

☐ ☐
Please fill the cup to this line.

☐ ☐
Please wait until you are called.

☐ ☐
Please wait just a little longer.

☐ ☐
If you start to feel worse, please let us know.

☐ ☐
Mr. Brown, it's your turn.

処方箋が出ています。

（検査は）順調に進んでいますよ。

どのようにしてそうなったのですか。

消化のよいものを食べてください。

包帯を取りますね。

問題ないですよ。

少し染みて痛いかもしれませんが，すぐに終わります。

どうされたか，お話しできますか。

ちょっと我慢してくださいね。

何か持病はありますか。

動かないようにしてください。

ギブソンさんのご家族の方ですね。

痛かったら言ってくださいね。

（彼のことは）安心してお任せください。

傷口は濡らさないようにしてください。

私たちがずっとそばにいます。

どなたか付き添いの方に来ていただくことはできますか。

無事に終わりましたよ。

便はどんな色でしたか。

傷口から血が出ないように押さえますね。

☐ ☐
This is going just fine.

☐ ☐
Please have food that is easy on your stomach.

☐ ☐
I'm sure it will be no problem.

☐ ☐
Do you think you can tell me what happened?

☐ ☐
Do you have any chronic illnesses?

☐ ☐
Are you a family member of Mr. Gibson's?

☐ ☐
He is in good hands.

☐ ☐
We'll be here the whole time.

☐ ☐
Everything went very nicely.

☐ ☐ Let me press here on the wound so that it won't bleed.

☐ ☐
I can give you your prescription.

☐ ☐
How did it happen?

☐ ☐
Let me remove your bandage.

☐ ☐
It might sting a little, but it'll be over right away.

☐ ☐
Hold on just a little.

☐ ☐
Please stay still.

☐ ☐
Please tell me if it hurts.

☐ ☐
Keep the affected area dry.

☐ ☐
Is it possible to have someone accompany you?

☐ ☐
Can you tell me what color your stool was?

担当の看護師がすぐに参ります。

更衣室でこれに着替えてください。

採血のときに気分が悪くなったことが
ありますか。

親指を中にして手を握ってください。

眼底検査をします。

次は眼圧検査をします。

お腹を出しますね。

ジェルを拭き取りますね。

痛いかもしれませんが，
とても重要です。

これで今日の検査はすべて終了です。

診察券をお願いします。

ここにサインをお願いします。

ここがナースステーションです。

何かあれば気軽に声をかけてください。

部屋のものを簡単に説明しますね。

何か問題があるときは，このボタンを押
してください。

朝は6時半頃，看護師が検温に
来ます。

9時に消灯します。

他に私たちが知っておいた方が
よいことはありますか。

病棟をご案内しますね。

☐ ☐
May I have your patient ID card?

☐ ☐
Please sign here.

☐ ☐
This is the nurses' station here.

☐ ☐
Please feel free to call us if you need us.

☐ ☐
Let me explain a little bit about the room.

☐ ☐
If you have any problems, please press this button.

☐ ☐ A nurse will come to take your temperature around 6:30 in the morning.

☐ ☐
We turn off the lights at 9:00.

☐ ☐
Is there anything else we should know?

☐ ☐
Let me show you around the ward.

☐ ☐
The nurse in charge is going to come soon.

☐ ☐
Please change into this in the changing room.

☐ ☐
Have you ever felt sick during a blood test?

☐ ☐
Make a fist with your thumb inside.

☐ ☐
We need to do a fundus examination.

☐ ☐
We'll do an eye pressure test next.

☐ ☐
I'll have to expose your stomach.

☐ ☐
Let me wipe off the gel.

☐ ☐
It might be uncomfortable, but it is very important.

☐ ☐
Now we are done with all the tests today.

お風呂に行くときは必ずナース
ステーションに寄って教えてください。

お待たせしました。

栄養士に相談されてはどうでしょうか。

どうしましたか。

血糖測定の時間です。

すぐに伺います。

始める前に必ず手を洗ってくださいね。

よろしければ，これをベッドの柵に
固定しましょうか。

血糖値の測定はうまくいっていますか。

他に気になっていることはありますか。

このノートにお名前を
書いていただけますか。

では，体を拭きますよ。

談話室にご案内しましょう。

顔をこのタオルで拭いてください。

横向きになりますよ。

右足は動かさないでください。

私の言うとおりに動いてください。

足をお湯につけますよ。

腕を私の首に回してください。

いつもやっていることですから。

☐ ☐
Sorry to have kept you waiting.

☐ ☐
Is something the matter?

☐ ☐
I'll be right there.

☐ ☐
Would you like me to attach this to the bed rail?

☐ ☐
Is there anything else that is bothering you?

☐ ☐
I'm here to give you a bed bath.

☐ ☐
Please wash your face with this towel.

☐ ☐
Please don't move your right leg.

☐ ☐
I'll put your foot in the water.

☐ ☐
We do it all the time.

☐ ☐ Please stop at the nurses' station and tell us when you go to take a bath.

☐ ☐
Would you like to talk to the nutritionist?

☐ ☐
It's time for a blood glucose test.

☐ ☐
Make sure to wash your hands beforehand.

☐ ☐
Are the blood glucose tests going all right?

☐ ☐ Would you mind writing your name here in the notebook?

☐ ☐
Let me take you to the lounge.

☐ ☐
I'll need to turn you sideways.

☐ ☐
Please move your body as I direct you.

☐ ☐
Please put your arm around my neck.

☐☐ かゆいところはどこですか。	☐☐ モニターを付けますよ。
☐☐ 左膝を立てて少し腰を上げてください。	☐☐ おめでとうございます。元気な男の子です。
☐☐ 痛いところはないですか。	☐☐ 赤ちゃんにおっぱいをあげに行きましょう。
☐☐ 眠れませんか。	☐☐ 赤ちゃんをこうして縦にだっこして，げっぷをさせてくださいね。
☐☐ 体の向きを変えてみましょうか。	☐☐ 耳は指でふさぐようにしてください。
☐☐ テーブルの高さを調整しましょう。	☐☐ 正常分娩でしたか。
☐☐ 予定日より5日早いですね。	☐☐ 予防接種は受けていますか。
☐☐ 破水はしましたか。	☐☐ 先生が来て結果を説明します。
☐☐ できるだけ楽な姿勢を取るといいですよ。	☐☐ 大丈夫よね。おねえさんだもんね。
☐☐ がんばりましょう（その調子ですよ）。	☐☐ 最初の診察日は来週の水曜日になります。

☐ ☐
I'll hook you up to a monitor.

☐ ☐
Congratulations! It's a boy!

☐ ☐
Would you like to go nurse your baby?

☐ ☐
Hold him up like this and burp him.

☐ ☐
Cover his ears with your fingers.

☐ ☐
Was it a normal delivery?

☐ ☐
Are her immunization shots up to date?

☐ ☐
The doctor will come and explain the result to you.

☐ ☐
I know you'll be fine. You are a big girl.

☐ ☐
The first consultation day is next Wednesday.

☐ ☐
Where does it itch?

☐ ☐
Please bend your left knee and lift up a little.

☐ ☐
Does it hurt anywhere?

☐ ☐
Having a hard time going to sleep?

☐ ☐
Would you like me to change your position?

☐ ☐
Let me adjust the height of the table.

☐ ☐
It's five days before the due date.

☐ ☐
Did your water break?

☐ ☐
Try to make yourself as comfortable as you can.

☐ ☐
You are doing great.